肾脏甲乙经

卷下

主审 张大宁
主编 张勉之 张兴坤

天津出版传媒集团
天津科学技术出版社

《张大宁肾脏病研究与诊疗系列丛书》
编辑委员会

《肾脏甲乙经》编者名单

主　审：张大宁

主　编：张勉之　张兴坤

副主编：刘亚燊　苗鹏伟　刘相均

编　者：（按姓氏笔画排序）

马　丽　王静凤　田　妮　孙岚云　纪丽丽

苏明慧　杨文雪　吴静仪　张　杨　张晓雪

陈　翠　武桐乐　赵　亚　麻倩倩　董少宁

韩　阳　潘　健

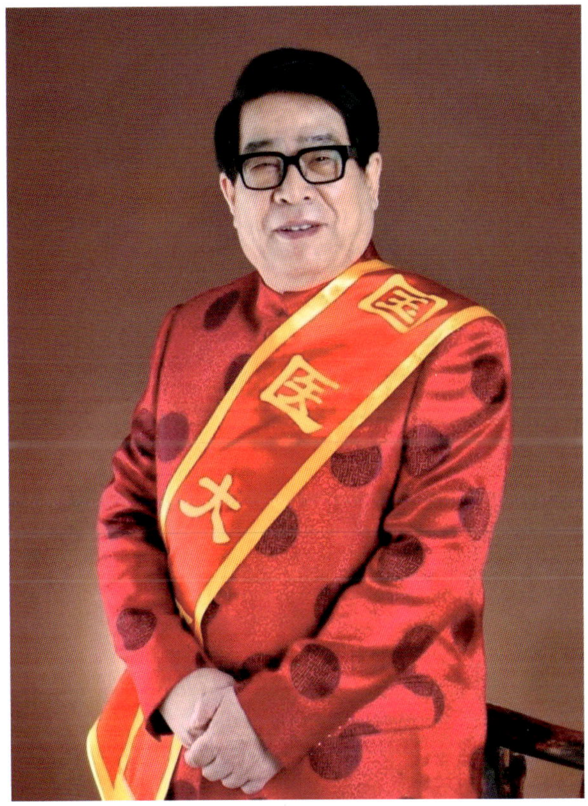

张大宁，男，1944年9月生，天津人，第二届国医大师，中医肾病学奠基人，国际欧亚科学院院士，中央文史馆馆员，中国中医科学院学部执行委员，中医、中西医结合临床学组副组长，天津市中医药研究院名誉院长，首席专家，主任医师，教授，博士生导师，博士后导师，中医肾病学国家授衔专家，首批享受国务院特贴专家，国家卫生健康委员会公共政策咨询专家委员会委员，国家中医药管理局中医药改革发展专家咨询委员会委员。

20世纪90年代至今，连续担任中央保健医生，负责中央领导的医疗保健工作，被中央授予优秀中央保健医生。

曾任中国中医药研究促进会会长，中华中医药学会副会长、肾病分会主任委员，天津市中医药学会会长。担任第四、五、六、七批全国老中医专家学术经验继承工作指导老师，国家级重学科学术带头人。曾任第七届、第八届全国政协委员，第九届、第十届、第十一届全国政协常委、第十一届全国政协教科文卫体委员会副主任，农工党中央副主席、天津市政协副主席。

张大宁是中医肾病学的奠基人，从事中医肾病专业的医、教、研工作50余年，主编了我国第一部《实用中医肾病学》和《中医肾病学大辞典》，科学严谨地规范了『中医肾病』的概念、范围及辨证论治的基本规律，并提出了『肾为人体生命之本』『肾虚血瘀论与补肾活血法』和『心—肾轴心系统学说』的理论，为后来中医肾病学的发展奠定了基础，被誉为中医肾病学的奠基人。其理论不仅在治疗肾脏疾病中取得很好的疗效，同时在其他诸多慢性病的治疗上也取得很好的效果，获得国内外同行和社会的认可，其治疗慢性肾脏病的疗效居国内外先进水平。

鉴于张大宁在中医学方面的卓越成就，多年来，张大宁获得诸多的奖励，包括国家各级科技进步奖、劳动模范、先进个人、世界杰出华人奖等。1998年8月经中国科学院提名、国际天文联合会批准，国际天文联合会把中国科学院新发现的8311号小行星命名为『张大宁星』，这是世界上第一颗以医学家名字命名的小行星，载入世界吉尼斯纪录大全。

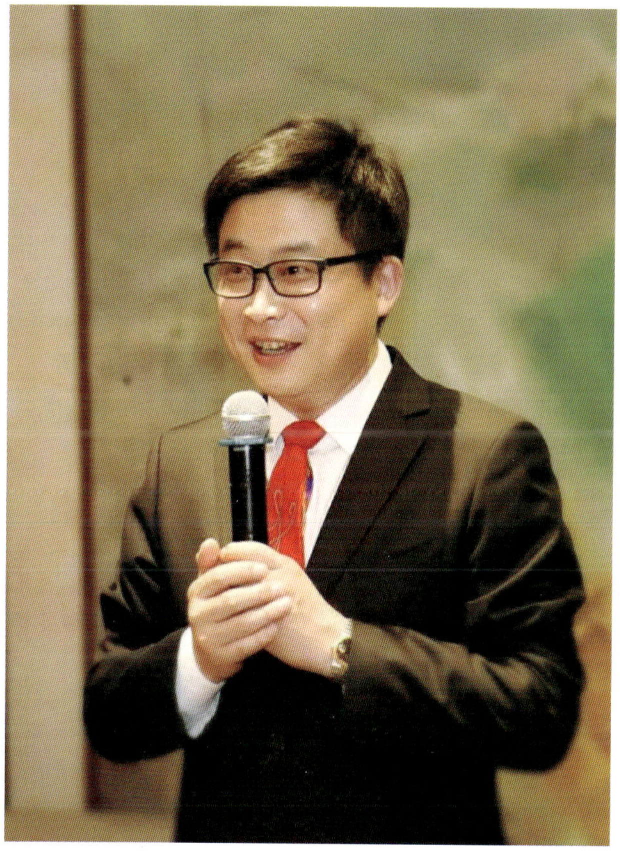

张勉之教授，天津人，无党派人士，全日制肾内科博士，中医学博士后，北京中医药大学博士生导师、博士后导师，天津医科大学、天津中医药大学博士生导师，首届天津市名医、天津市名中医，享受国务院政府特殊津贴专家，曾获中国青年五四奖章。全国政协委员、科教卫体委员会委员、全国青联常委，北京『亦麒麟』领军人才。

天津市中医药研究院副院长，天津市中医肾病研究所所长，天津市中西医结合肾病会诊中心主任，北京中医药大学东方医院副院长、肾病中心主任，北京中西医结合肾脏疑难病会诊中心副主任，香港中文大学中医学院访问教授，郑州大学第一附属医院特聘教授，深圳市引进中医药高层次医学团队带头人、张勉之北京名中医市级团队带头人，国家临床重点专科学科带头人，国家区域中医（专科）诊疗中心负责人，国家中医优势专科建设项目负责人，国家中医重点专科学科带头人。兼任中华中医药学会补肾活血法分会主任委员、中华中医药学会肾病分会副主任委员、中国中医药研究促进会副会长、天津市医学会常务理事。

师承我国中医肾病学奠基人国医大师张大宁教授和北京协和医院肾内科主任郑法雷教授，从事肾内科的临床、科研与教学工作，提出了『以补肾活血法为主导的中西医结合』的治疗理念，创立了『中西医结合慢性肾脏病一体化治疗单元』的治疗体系，以中医补肾活血法为治疗大法，配合西医降纤溶等对症治疗以及血液净化等，中西医结合治疗各种类型肾脏疾病，其中急、慢性肾炎，肾病综合征，糖尿病肾病，高血压肾病以及慢性肾衰等疾病有较高的临床疗效，处国内领先水平。

作为第一、二完成人获得省、部级科技进步一等奖4项，二等奖10项，三等奖4项，厅局级科技进步一等奖1项；承担国家级课题8项，省部级课题7项；获得4项国家发明专利；在国家级核心期刊发表专业论文170余篇、SCI文章30余篇；主编出版专著11部，包括我国第一部肾病学英汉词典《英汉中西医肾病学词典》，《补肾活血法与肾脏疾病》被韩国圆光大学翻译为韩文在韩国正式出版发行，尤其是主编的450万字著作《张大宁学术思想研究》在业内引起巨大影响。

前言

中医之学，博大精深，肾脏作为其中重要脏腑之一，更是承载着生命之根本。今日，我们怀着对医学的敬畏之心，编纂《肾脏甲乙经》，旨在传承与发扬中医肾脏理论之精华，为后世医者提供宝贵的智慧财富。

肾脏在中医理论中，被视为『先天之本』，主水液代谢，藏精纳气，与人体生长发育、生殖繁衍息息相关。肾脏的健康与否，直接关系到人体的整体健康状态。因此，对肾脏的深入研究，对于中医理论与实践的完善至关重要。

肾脏具有藏精、主水、纳气等生理功能，这些功能的正常运行，维持着人体的正常生命活动。然而，当肾脏受到损伤或疾病侵袭时，其生理功能便会受到影响，出现相应的病理变化。因此，对肾脏的生理与病理特性的认识，是中医诊断和治疗肾脏疾病的基础。

张大宁，男，1944年9月生，天津人，第二届国医大师，国际欧亚科学院院士，中央文史馆馆员，中医肾病学奠基人，天津市中医药研究院名誉院长，首席专家，主任医师，教授，博士生导师，博士后导师，中国中医科学院学部执行委员，中医肾病学国家授衔专家，首批享受国务院特贴专家，国家卫生健康委员会公共政策咨询专家委员会委员，国家中医药管理局中医药改革发展专家咨询委员会委员，20世纪90年代至今，连续担任中央保健医生，负责中央领导的医疗保健工作，被中央授予优秀中央保健医生，兼任中国中医药研究促进会会长，中华中医药学会副会长、肾病分会主任委员，天津市中医药学会会长。担任第四、五、六、七批全国老中医药专家学术经验继承工作指导老师，国家级重学科学术带头人。

张大宁教授从事中医肾病专业的医、教、研工作50余年，主编了我国第一部《实用中医肾病学》和《中医肾病学大辞典》，科学严谨地规范了『中医肾病』的概念、范围及辨证论治的基本规律，并提出了『肾为人体生命之本』『肾虚血瘀论与补肾活血法』和『心—肾轴心系统学说』的理论，被誉为中医肾病学的奠基人。其理论不仅在治疗肾脏疾病中取得很好的疗效，同时在其他慢性病、老年病等疾病也效果颇佳获得国内外同行的认可。

2019年习近平总书记在《中共中央国务院关于促进中医药传承创新发展的意见》提出『传承精华，守正创新』。为深刻贯彻该指示，传承和发展张大宁教授学术思想，我们团队在张大宁教授的指导下，收集整理了历代医家对于肾脏疾病论述，汇总到一起，形成了《肾脏甲乙经》，本书分为卷上、卷中、卷下，系统总结中医肾脏系统各疾病的历史沿革、研究成果和临床经验，为后世医者提供一个全面、深入的学习和研究肾脏的参考资料。同时，我们也希望通过本书的编纂和传播，能够推动中医肾脏理论的发展和创新，为中医事业的繁荣做出贡献。

随着医学研究的不断深入和科技的不断发展，我们对肾脏的认识也将越来越深入。我们期待未来能够有更多的医者投身于中医肾脏理论的研究与实践之中，不断推动中医肾脏理论的发展和创新。同时，我们也相信，《肾脏甲乙经》将成为中医肾脏理论学习和研究的重要参考书籍之一，为中医事业的繁荣和发展贡献自己的力量。

2024年8月　于天津

目　录

卷下

卷下

第三十一章 养生与长寿

人之衰老肾为其本。《素问·上古天真论》：女子『五七阳明脉衰，面始焦，发始堕；六七三阳脉衰于上，面皆焦，发始白，七七任脉虚，太冲脉衰少，天癸竭，地道不通，故形坏而无子也』。男子『五八肾气衰，发堕齿槁；六八阳气衰竭于上，面焦，发鬓颁白；七八肝气衰，筋不能动，天癸竭，精少，肾脏衰，形体皆极，八八则齿发去』。《素问·六节藏象论》曰『肾者主蛰，封藏之本，精之处也』。

朱丹溪认为肾阴虚相火妄动最易导致衰老，《格致余论》曰：『相火易起，五性厥阳之火相扇，则妄动矣。火起于妄，变化莫测，无时不有，煎熬津液，阴虚则病，阴绝则死』。叶天士亦曰：『男子向老，下元先亏』；『花甲以外年岁，到底下元衰矣』；他还明确指出，不单肾阳虚可促使变老，肾阴虚亦然。清·石寿棠《医原》曰：『肾为阴阳互根之地，精气之本源』。

先天不足，亦指本身肾气不足，其也是人体早老的因素之一。汉·王充在《论衡·气寿篇》中说：『强寿弱夭，谓禀气渥薄也。……夫禀气渥则体强，体强则寿长；气薄则其体弱，体弱命短，命短则多病寿短』。『先天责在父母』，先天禀赋强则身体壮盛，精力充沛，不易衰老。反之，先天禀赋弱则身体憔悴，精神萎靡，衰老就是前或加速，寿命也就短促。张景岳说：『先天强厚者，多寿；先天薄弱者，多夭。后天培养者，寿者更寿；后天斫削者，夭者更夭。……先天之强者不可恃，恃则并失其强矣；后天之弱者当知慎，慎则人能胜天矣。』此外，张景岳亦认为阴虚即精虚，精虚则气无所附，生化之机息矣。肾藏精之所，叫作命门，精藏于此，是为阴中之水；气化于此，是为阴中之火。命门居两肾之间而兼具水火，为性命之本。并指出『命门之火，谓之元气；命门之水，谓之元精。五液充则形体赖而强壮，五气活则营卫赖以和调，此命门之水火，即十二脏之化源。故心赖之，则君主以明，肺赖之，则治节以行，脾胃赖之，济仓禀之富；肝胆赖之，资谋虑之本，膀胱赖之，则三焦气化；大小肠赖之，则传导自分，此虽方肾藏之技巧，而实皆真阴之用』。其说明五脏为人身之本，肾为五脏之本，命门为肾之本，阴精为命门之本。景岳虽然强调阴精在生命活动中的作用，但更重视元阳。认为『天一生水，水亦由天一之阳而生。故水之所以生物，惟赖有此阳气，水之所以能化气，亦赖有此阳气。他认为阴精是阳气的根本。阳化气，阴成形，如无阴精之形，便不足以载阳气。所以物之生，生于阳，物之成，成于阴。这种阴，即寄于肾和命门的元阴、真精。根据阴阳互根的辨证关系，提出『阳非有余，真阴不足』是引起疾病，促成衰老的重要原因。赵献可更强调命门的作用，把命门位于心君之上，称为性命之门，而为人身之真主。但他偏重强调命门之火即元阳的作用。认为命门之火，乃人身之至宝。赵氏说：『命门无形之火，在两肾有形之中为黄庭，故曰五脏之真，惟肾为根。……命门为十二经之主，肾无此则无以作强，而技巧不出矣，膀胱无此，则三焦之气不化，而水道不行矣；脾胃无此，则不能腐熟水谷，而五味不出矣，肝胆无此，则将军无决断，而谋虑不矣；大小肠无此，则变化不行，而二便闭矣，心无此则神明昏，而万事不能应矣。』可见命门之火在生命活动中作用之大，直接影响着全身各个脏器的生理响。元气根源于肾，『肾为脏腑之本，十二脉之根，呼吸之本，三焦之源，而人资之以为始』『先天之本在肾』。

唐·孙思邈《千金翼方》：人年五十以上，阳气日衰，损与日至，心力渐退，忘前失后，兴居怠惰，计授皆不称心。视听不稳，多退少进，日月不等，万事零落，心无聊赖，健忘瞋怒，情性变异，食饮无味，寝处不安』。

东晋·葛洪《抱朴子·论仙》：『以药物养身，以术数延命』。运用药物延年益寿，重点应放在摄肾精，保肾气。

《神隐书·摄生之道》指出：『所用药物，尤宜备赡。如益于人者山药、地黄、枸杞、甘菊、人参、苍术、胡麻、石菖蒲、炊蓉、防风苗、何首乌之类，当收之时则多收采，治而食之，甚能益元阳，助真气』。

《寿域神方·保养避龄部》亦说：『延生药十三条，大概固真气使其不老，如能常服，药力所到，气血自旺，阴阳必兴。』

宋·陈直《寿亲养老新书》说：『上寿之人，血气已衰，精神减耗，……大体老人药饵，正是扶持之法，只可用温平、顺气、进食、补虚，中和之药治之』。

古之医家和养生家强调饮食宜清淡。《素问·生气通天论》说：『味过于咸，大骨气劳，短肌，心气抑』《五脏生成论》亦说：『多食咸，则脉凝泣而变色』；《灵枢·五味论》：『咸则潮热不胜，专服滋降之药，虽暂得气爽，久则中气愈虚，血无生化。所以只得于饮食上调节，戒一切煎炒、炙博、酒酢、精酱、燥热之物，恐爆血也，戒一切生冷时果，时菜，恐伤脾也。能甘淡薄则五味之本，自足以养脏。养老慈幼皆然。』还主张禁酒肉，认为『肉气胜，滞谷气，谷气胜，滞元气。元气流行者寿，元气滞者夭。』

宋·陈直《养老奉亲书》曰：『高年之人，真气耗竭，五脏衰弱，全仰饮食以资气血』，『凡老人有患，宜先以食治，食治未愈，然后命药』。曹慈山《粥疗歌》为老年人编制粥谱百种，供老年人调治颐养之用，认为老年食粥可保健强身享大寿。如张锡纯的薯蓣饮，即生怀山药120 g，煮汁代茶饮；玉二宝粥，即山药，粥仁各60 g，柿霜饼24 g煮苡等，都是很有特色的。各种胶、茯苓、淮山药、莲子、米仁等，都是抗衰老的亦药亦食之物。

《灵枢·营卫生会》曰：『人受气于谷，谷入于胃，以传于肺，五脏六腑，皆以受气。』

《灵枢·刺节真邪》曰：『真气者，所受于天，与谷气并而充身者也。』皇甫谧说，『臣常闻人蒯京年已一百七十八，而甚丁壮。言人当朝朝服食玉泉、琢齿，使人丁壮有颜色。』可见，漱津咽唾确能使人延长寿命；另外兜肾囊法，用手兜裹外肾两子，一手擦下丹田，左右换手，各八十一遍。

《金丹秘诀》曰：『一擦一兜，左右换手，九九之数，真阳不走。戌亥二时，阴旺阳衰之候，一手兜外肾，一手擦脐下，左右换手，各擦八十一，半月精固，久而弥佳。』

《老子》云：『虚关心，实其腹。解云：心多妄想，甚是为累，故欲其虚。腹漏精液，何以能久！故欲其实。』

《洞神正经》云：『宠辱不惊，肝木自宁。动静以敬，心火自定。饮食有节，脾土不泄。调息寡言，肺金自全。恬静无欲，肾水自足。』

《白玉蟾》云：『薄滋味以养气，去嗔怒以养性，处卑下以养德，守清静以养道。』

《元关杂记》云：『口中言少，心头事少，肚中食少，夜间睡少。依此四少，神仙事了。』或疑睡与食皆以养生，何以反欲其少？不知惟用力劳瘁之人，二者不厌其多。若安逸之人，须食少睡少，则饮食皆化为精神以供人用；若食多睡多，则反须精神去化饮食而疲倦潜滋矣。至于少年之人，醉饱熟眠易于遗漏，故尤以少为贵也。』

《灵验良方汇编》

古云：养生之道，身欲其劳，心欲其逸。盖身劳则饮食易化，气血流动，诸病不生。如流水不腐，户枢不蠹，此理固无可疑。至于心逸之说，或疑劳心劳力各任其一，如何可逸？不知逸非怠惰，安肆之谓也。天与人以心，原以供人之用，但仅足供人正用，而不足供人妄用。何谓正用？如研求义理，经营事业等，虽殚日夜之劳，而初无致病之虞，以其心存而不放，专而不杂，则劳心即所以养心也。何谓妄用？如七情过度，则终日固结而不解。憧憧往来，则终日纷扰而不宁。甚至梦寐之中亦无停息之时，譬如一物昼夜被火煎熬，何以能久！故无病之人以此而精神暗耗，易衰易老。若有病之人，则万般滋补药食皆难取效，而与死日近矣。所以养生之法，必须将一切妄念，如追忆已往，期望将来，计较人我，争竞得失等项尽情扫除，使心常等太虚。则无病者长生可几，而有病者亦旦夕可愈。所谓一心疗万病，不假药方多也。第人心最是活物，顷刻之间思想百出，若强制使逸则愈不逸。昔人有身劳则心逸之说，尤为至论不刊。盖身劳于一事，则心无暇他及而自逸。每见有病之人，因身不能劳而谢事将息，不知心因闲暇而思想愈多，劳反愈甚。凡虚弱病之难痊，往往由此。是故养病之法，除困惫已极，必不能劳者，无可如何；若苟可小劳，则莫若就意所喜为之事，勉强劳动。即不能劳动，或弹琴，或观闲书，或听人歌曲，总使心有所奇而思想不萌，得以安逸，则病可不药自愈。窃以是为治病最妙之方。而中年以后，养生之法亦莫善于此。其为补益，殊胜于参、苓等百倍也。余盖历试之，而实见其然，爰即昔人之说而畅言之，以公诸同志云。』『昔人云：目之所至，心亦至焉；心之所至，气亦至焉。目定而心自定，心定而气自定矣。故或以目视三田（泥丸为上丹田，心为中丹田，脐为下丹田），或视山根（鼻为山，鼻之上为山根），或视鼻端白（朱子调息箴内尝言之），此皆以目定心，以心定气之法。道家所谓若要长生，先须久视，意正如此。以之修仙，则不足，以之养生，却亦有余也，顺与高明共质之。』

十二段锦

一叩齿：齿为筋骨之余，常宜叩击，使筋骨活动，身神清爽。每次叩击三十六数。

二咽津：将舌抵上腭，久则津生满口，便当咽之，咽下汩然有声，使灵液灌溉五脏，则火自降矣。咽数以多为妙。

三浴面部：将两手自相摩热，覆面擦之，自颈及发际如浴面之状，则须发迟白，颜如童矣。

四鸣天鼓：将两手心掩耳窍，以食指弹脑后两骨二十四次。

五运膏肓穴：此穴在肩上背心两旁，药石、针灸不到之处。将两肩扭转七次，能散一身诸症。

六托天：将两手握拳，以鼻收气运至泥丸，即向天擎起，随放左右膝上。如前法，每行三次。

七左右开弓，此法要闭气，将左手伸直，右手作弯弓状，两眼稍相随右手运转。其右手伸直亦如之，左右各行三次，以泻三焦之火。

八擦丹田（脐也）：此法将左手托肾囊，右手擦丹田三十六次。后将右手换转，亦如前法行，数多更妙（此法于戌亥时行之，极治遗精。《金丹秘诀》曰：一擦一兜，左右换手，九九之数，真阳不走。擦毕后，目视泥丸而睡，则精自固矣）。

九摩内肾穴：此穴在尾闾之上，右为命门，左为肾府，俱贴近背骨。摩时要闭气，将两手搓热，各擦三十六次。

十摩夹脊穴：此穴在内肾之上，背脊之下，统会一身之血脉。摩之，运之，大有利益，摩运之法与内肾同。

十一擦涌泉穴：此穴在足底心，用左手抱住左脚，右手擦左脚心三十六次。换转如前。

十二洒腿：足不运则气血不和，行动不能爽健。须将左脚立定，右脚提起洒七次，后换右脚立定，如前行。

上坐功按摩之法，仙师所传，简约显易。行时须两手握固，万缘放下，一念不动。逐段行去，不拘早晚，间暇便可为之。久而不怠，有病者得以痊瘥，无病者得以延生，甚是有益。忙冗之人不暇全行，择其中尤得力者，日行数段，亦多寡有益。

凡人饮食，常宜乘热，不宜迟至寒冷。宜适中，不宜太饱。食后宜略行动，不宜即卧。食热物后，不宜即食冷物（如西瓜、冷茶等）。食冷物后，不宜即食热物，冷热相激，最不养人。五味不宜偏多，多则于脏腑各有所伤。咸多伤心，甘多伤肾，辛多伤肝，苦多伤肺，酸多伤脾。饮酒后，不宜饮冷水、拎茶，被酒引入肾中，停为冷毒，易致腰膝沉重、水肿、消渴、挛臂等症。以上饮食失宜，少年壮盛之时恣意不觉，养成病根，暮年发出，悔已无及。每食细嚼多咽，送气入腹，最是养人。

凡人寒暑衣服，宜以渐而增减。寒来不宜骤多，暑来不宜骤少。冬畏寒而取热太甚，春必多病。夏畏热而取凉太甚，秋必多病。慎之。

凡人形气，当使运而不滞，久偏于一，不免有伤。久卧伤气，久视伤血，久立伤骨，久行伤筋，久坐伤肉，皆所宜防。

凡人睡时，宜闭口，口开即失元气。或有不能闭者，当着意习之，习久则自闭矣。爱小儿者，见渠睡时口开，即宜以手捺之使闭。仰卧久则神气易于涣散，故以侧身曲卧为佳。夜眠以被覆首，则多受浊气，易致损寿，须使首露被外，以受天地清气。昔人传为长寿妙方，临睡时，须将万缘放下，一心注在鼻准，则气不涣散，最是养人。

凡人或患睡不熟，皆由杂念纷起，心不能静之故。人苦杂念难绝，佛门教以数息之法。王龙溪云：数息又不如调息。一部《参同契大旨》只是『心息相依』四字尽之。盖以心依息则心不妄动，以息依心则气不外散。就此法而精用之，可以成仙；就此法而浅言之，只在调息。入惟细细，出惟绵绵，绝不有意强制，亦不无意而忘，则息自调而渐长矣。凡人一吸一呼谓之息，一昼夜有一万三千五百息。能使息渐长而省一息，即有一息之受用。工夫积久，而长日加，其益无穷。止于睡时略得纤毫之益，亦睡熟裕如矣。

昔人云：上士异房，中士异床，下士异被。服药千颗，不如独卧。故杜病之源，在于寡欲，不待言矣。然寡欲中，又有不可不知者。凡人欲念不萌，则精气散于三焦，荣华百脉。及欲念一起，欲火炽燃，虽不交会走泄，而精气已暗损而阴消矣。故寡欲者，尤以寡其欲念为要。又有房事禁忌，不可不知。古云：凡大寒大热、大风大雨，日月薄蚀，雷震地动等，皆天忌也。山川、神祇、杜稷，井灶之处，皆地忌也。凡大祭之前及父母讳日，与夫大劳大病、大忧大醉之后，皆人忌也。犯忌行房，召祸致病甚烈，不可不戒。行房百里者病，百里行房者死，二语人皆知为必然。所谓百里者，即上所谓大劳中之一端也。然农贾等人，习于行走者，则百里始为大劳；若士人之平昔安逸者，则仅行三、四十里，亦同于农贾之百里而为大劳矣。此亦不可不知。

第三十二章　方剂

肾为人体生命之本，先天之本，人体五脏六腑、四肢百骸都与肾脏有关着直接或间接的联系，肾只有虚证，没有实证，所以补肾方剂在治疗上越发显示其重要位置。肾虚证有阴虚、阳虚之分，故补肾方剂亦有补肾阴方剂和补肾阳方剂之别，临床当认真辨证，予以对证施治。两千多年来，古今医家在大量临床实践的基础上，总结研制了数以千计的有效补肾方剂，在治疗各种慢性病当中发挥了重要作用。以下仅举常用的十六个补肾代表方剂。

一、六味地黄丸（原名地黄丸）

『组成』生地黄八钱（24 g）山萸肉、干山药各四钱（各12 g）泽泻、牡丹皮、茯苓去皮、各三钱（各9 g）。

［用法］上药为末，炼蜜为丸，如梧桐子大。温水服用。

［功用］滋阴补肾。

［主治］肾阴虚证。头晕目眩，耳鸣耳聋，腰膝痠软，骨蒸潮热，盗汗，遗精，消渴，手足心热，牙齿动摇，足跟疼痛，小便淋漓，以及小儿囟门不合，舌红少苔，脉沉细数。

［说明］肾为先天之本，肾阴不足，则一身诸阴虚弱。方中重用地黄，滋阴补肾，填精益髓，为君药。山萸肉补养肝肾，并能涩精；山药补益脾阴，亦能固精，共为臣药。三药相配，滋养肝脾肾，称为『三补』。但地黄的用量是山萸肉和山药两味之和，显示出以补肾阴为主。配伍泽泻利湿泄浊，并防地黄之滋腻敛邪；牡丹皮清泄相火，并制约山萸肉之温涩；茯苓淡渗脾湿，并助山药之健运。合之三药为『三泻』，渗湿浊，清虚热，平其偏胜以治标，均为佐药。六味合用，三补三泻，其中补药用量重于『泻药』，故以补为主；肝脾肾三阴并补，则以补肾阴为主，这是本方的配伍特点。

六味地黄丸系宋代儿科专家钱乙根据小儿『阴常不足，阳常有余』的病理特点，从张仲景《金匮要略》的肾气丸中，减去桂、附而成，以专治肾阴虚诸证。

［运用］本方是治疗肾阴虚证的基本方剂，被誉为中医

补肾阴的第一方，至今仍被广泛运用于临床。以腰膝酸软疼痛，头晕目眩，口燥咽干，舌红少苔，脉沉细数为证候要点。

临床上慢性肾炎、慢性肾盂肾炎、高血压病、糖尿病、肺结核、甲状腺功能亢进、冠心病、骨质增生、中心性视网膜炎及无排卵性功能性子宫出血、更年期综合征等，属于肾阴虚弱者，均可加减应用。

［附方］

知柏地黄丸（又名知柏八味丸）即六味地黄丸加知母、黄柏各二钱（各6 g）。功用：滋阴降火。主治：阴虚火旺证。如症见头晕目眩，骨蒸潮热，五心烦热，虚烦盗汗，腰脊痠痛，遗精等症。

杞菊地黄丸即六味地黄丸加枸杞子、菊花各三钱（各9 g）。功用：滋肾养肝明目。主治：肝肾阴虚证。如症见两目昏花，视物不清，眼睛干涩，迎风流泪等。

都气丸即六味地黄丸加五味子二钱（6 g），功用：补肾纳气。主治：肾不纳气证。如症见肾虚气喘，呼多吸少，或呃逆等症。

麦味地黄丸（原名八仙长寿丸）即六味地黄丸加麦冬三钱（9 g）、五味子二钱（6 g）。功用：滋补肺肾。主治：肺肾阴虚证。症见长期慢性喘咳等症。

以上四方均由六味地黄丸加味而成，都有滋阴补肾的功用。其中知柏地黄丸偏于滋阴降火，适用于火旺阴虚证；杞菊地黄丸偏于滋养肝肾以明目，适用于肝肾阴虚之症；都气丸偏于补肾纳气，适用于肾虚喘逆；麦味地黄丸偏于滋肾敛肺，适用于肺肾阴虚之喘咳。

二、左归丸

［组成］熟地黄八钱（24 g）、山药四钱（12 g）、枸杞子四钱（12 g）、山茱萸四钱（12 g）、川牛膝三钱（9 g）、菟丝子四钱（12 g）、鹿角胶四钱（12 g）、龟胶四钱（12 g）。

［用法］先将熟地黄蒸烂，杵膏，炼蜜为丸，如梧桐子大。温水或淡盐水送下百余丸。

［功用］滋阴补肾，填精益髓。

［主治］真阴不足证。头晕目眩，腰酸腿软，遗精滑泄，自汗盗汗，口燥舌干，舌红少苔，脉沉细数。

［说明］本方为明代医家张景岳所创制的滋补肾阴的著名方剂，原方主治『真阴不足，精髓亏损』。方中重用熟地黄滋肾填精，补人之真阴，为君药；山茱萸养肝滋肾，涩精敛汗；山药补脾益阴，滋肾固精；枸杞子补肾益精，养肝明目；龟鹿二胶，为血肉有情之品，峻补精髓，其中龟

板胶偏于补阴，鹿角胶偏于补阳，在补阴之中配伍补阳药，取『阳中求阴』之义，均为臣药。菟丝子、川牛膝益肝肾，强腰膝，健筋骨，俱为佐药。诸药合用，共奏滋阴补肾，填精益髓之效。

［附方］

另有左归饮，即以熟地三钱（9 g）、山药、枸杞子各二钱（各 6 g）、炙甘草一钱（3 g）、茯苓一钱半（4.5 g）、山茱萸二钱（6 g）。功用：补益肾阴。主治：真阴不足证。症见眩晕耳鸣，腰瘦遗精，盗汗，口燥咽干，口渴欲饮，舌尖红，脉沉细数。

左归饮与左归丸均为纯补之剂，同治肾阴不足证。然左归饮药味较少，滋阴补肾之力逊于左归丸，适用于肾阴不足之轻证。

三、大补阴丸（原名大补丸）

［组成］熟地黄、龟板各六钱（各18 g），黄柏、知母各四钱（各12 g）。

［用法］上为细末，猪脊髓蒸熟，炼蜜为丸。温水或淡盐水送下。

［功用］滋阴降火。

［主治］阴虚火旺证。症见五心烦热，骨蒸潮热，盗汗遗精，咳嗽咯血，心烦易怒，腰膝酸痛，舌红少苔，尺脉沉数等。

［说明］本方主治因肝肾阴虚，相火亢盛所致诸证。方中重用熟地、龟板以滋阴潜阳，壮水制火，共为君药。黄柏、知母相须为用，苦寒降火，保存阴液，平其阳亢，均为臣药。应用猪脊髓，蜂蜜为丸，此乃血肉甘润之品，既能滋补精髓，又能制约黄柏的苦燥，俱为佐使。诸药合用，滋阴精而降相火，以达培本清源之效。

四、炙甘草汤（又名复脉汤）

［组成］甘草四钱（12 g），生姜三钱（9 g），桂枝3钱（9 g），人参二钱（6 g），生地黄一两（50 g），阿胶二钱（6 g），麦门冬三钱（10 g），麻仁三钱（10 g），大枣十枚。

［用法］上以清酒七升，水八升，先煮八味，取三升，去滓，阿胶烊化，温服。

［功用］滋阴养血，益气温阳，复脉止悸。

［主治］阴血不足，阳气虚弱证。脉结代，心动悸，虚羸少气，舌光少苔，或质干而瘦小者。

虚劳肺萎。咳嗽，涎唾多，虚烦不眠，形瘦短气，咽干舌燥，大便干结，自汗盗汗，脉虚数。

[说明]本方原治伤寒脉结代，心动悸，系由阴血不足，阳气虚弱所致。方中重用生地黄滋阴养血为君。《名医别录》谓地黄『补五脏内伤不足，通血脉，益气力。』配伍炙甘草、人参、大枣益心气，补脾气，以资气血生化之源；阿胶、麦冬、麻仁滋心阴，养心血，充血脉，共为臣药。佐以桂枝、生姜辛温走散，温心阳，通血脉。诸药合用，使阴血足而血脉充，阳气足而心脉通，共成阴阳气血并补之剂。如此则气血充足，阴阳调和，心定脉复，故本方又名『复脉汤』。用法中加酒煎服，可温通血脉，以行药力。

[运用]本方常用于因肾虚气血不足而致的功能性心律不齐、期外收缩等。对于因冠心病、风湿性心脏病、病毒性心肌炎、甲状腺功能亢进等而有心悸、气短、脉结代者，均可加减应用。

五、一贯煎

[组成]北沙参、麦冬、当归身各三钱（各9 g），生地黄六钱至一两五钱（18～30 g），枸杞子三钱至六钱（9～18 g），川楝子一钱半（4.5克）。

[用法]水煎服。

[功用]滋补肝肾，养阴疏肝。

[主治]肝肾阴虚，肝气不舒证。症见眩晕耳鸣，胸脘胁痛，吞酸吐苦，咽干口燥，舌红少津，脉细弱或虚弦等。

[说明]肝脏体阴而用阳，其性喜条达而恶抑郁。肝肾阴亏，肝失所养，则疏泄失常，气郁而滞，横逆犯胃，故胸脘胁痛，吞酸吐苦。阴虚液耗，津不上承，故咽干口燥，舌红少津。治宜滋养肝肾之阴血为主，配伍疏达肝气之品。方中重用生地黄为君，滋阴养血，补益肝肾。北沙参、麦冬、当归身、枸杞子为臣，益阴养血而柔肝，配合君药以补肝体，育阴而涵阳。佐以少量川楝子，疏肝泄热，理气止痛，遂肝木条达之性，该药性虽苦寒，但与大量甘寒滋阴养血药配伍，则无苦燥伤阴之弊。诸药合用，使肝体得以濡养，肝气得以条畅，则胸脘胁痛等症可解。

[运用]临床常用于慢性肝炎、慢性胃炎、胃及十二指肠溃疡、肋间神经痛、神经官能症等属阴虚气滞者，均可加减治之。

六、百合固金汤

[组成]百合四钱（12 g），熟地、生地、当归身各三钱（各9 g），白芍二钱（6 g），甘草各一钱（3 g），桔梗二钱（6 g），玄参二钱（6 g），贝母二钱（6 g），麦冬三

钱（9 g）。

［用法］水煎服

［功用］滋肾保肺，止咳化痰。

［主治］肺肾阴亏，虚火上炎证。咳嗽气喘，痰中带血，咽喉燥痛，头晕目眩，午后潮热，舌红少苔，脉细数。

［说明］本方证由肺肾阴亏所致。方中百合甘苦微寒，滋阴清热，润肺止咳；生地、熟地并用，既能滋阴养血，又能清热凉血，共为君药。麦冬甘寒，协百合以滋阴清热，润肺止咳；玄参咸寒，助二地滋阴壮水，以清虚火，均为臣药。当归治咳逆上气，伍白芍以养血和血；贝母润肺化痰止咳；桔梗载药上行，清利咽喉，化痰散结，俱为佐药。生甘草清热泻火，调和诸药，为使。合而成方，滋阴保肺，金水并调，可使阴血渐充，虚火自清，痰化咳止，以达固护肺金之目的，故名『百合固金汤』。

［运用］主治各种慢性肺部疾患，如肺结核、慢性支气管炎、肺气肿、肺心病、支气管扩张、慢性咽喉炎等属肺肾阴虚者，均可加减治疗。

七、阿胶散

［组成］阿胶麸炒三钱（9 g）、牛蒡子一钱（3 g）、甘草一钱（3 g）、杏仁二钱（6 g）、糯米二钱（6 g）

［用法］上为细末，每服二钱（6 g），或水煎温服。

［功用］养阴补肺，清热止血。

［主治］小儿肺虚有热证。症见咳嗽气喘，咽喉干燥，咯痰不多，或痰中带血，舌红少苔，脉细数等。

［说明］本方以小儿肺阴不足，阴虚有热，尤以长期咯血之症所设。方中阿胶甘平质粘，用量独重，功能滋阴补肺，养血止血，为君药。臣以牛蒡子宣肺清热，化痰利咽。杏仁宣降肺气，止咳平喘；糯米、甘草既能补脾益肺，又作为调和诸药之用，为佐、使药。诸药合用，补肺阴，清肺热，降肺气，止喘咳，止咯血。原方有马兜铃一药，因近年来发现其为肾毒性药物，故舍而不用。

［运用］治疗慢性支气管炎、支气管扩张咯血属阴虚有热者，均可用之。

八、肾气丸

［组成］干地黄八钱（24 g）、薯蓣（即山药）、山茱萸各四钱（各12 g）、泽泻、茯苓、牡丹皮各三钱（各9 g）、桂枝、附子各一钱（各3 g）

［用法］上为细末，炼蜜和丸，温水送下。

［功用］补肾助阳。

［主治］肾阳虚弱证。腰痛腿软，下肢冷痛，少腹拘

急，小便不利，夜尿增多，或小便反多，入夜尤甚，阳痿早泄等，长期痰饮，慢性水肿，消渴。

［说明］本方为医圣张仲景之名方，后世六味地黄丸即以本方减桂、附而成，因其出自《金匮要略》，故亦名『金匮肾气丸』，为主治肾阳虚弱之基础方剂。方中重用干地黄滋阴补肾为君药。臣以山茱萸、山药补肝脾而益精血；加以附子、桂枝之辛热，助命门以温阳化气。君臣相伍，补肾填精，温肾助阳，乃阴中求阳之治。从用量分析，补肾药居多，温阳药较轻，其立方之旨，又在微微生火，鼓舞肾气，取『少火生气之义』，而非峻补。

［运用］治疗慢性肾炎、肾病综合征、糖尿病肾病、慢性肾衰、糖尿病、醛固酮增多症、甲状腺功能低下、神经衰弱、肾上腺皮质功能减退、慢性支气管哮喘、肺气肿、肺心病、肝硬化腹水、更年期综合征等属肾阳不足者，均可加减应用。

九、右归丸

［组成］熟地黄八钱（24 g）、山药四钱（12 g）、山茱萸三钱（9 g）、枸杞子三钱（9 g）、菟丝子四钱（12 g）、鹿角胶四钱（12 g）、杜仲四钱（12 g）、肉桂二钱（6 g）、当归三钱（9 g）制附子二钱（6 g）

［用法］上将熟地蒸烂杵膏，余为细末，加炼蜜为丸，如弹子大，温水淡盐水送下。

［功用］温补肾阳，养肾填精。

［主治］肾阳不足，命门火衰证。人老或久病后气衰身疲，畏寒肢冷，腰膝软弱，阳痿遗精，性欲减退，慢性腹泻，五更泄泻，便不成形，阳衰无子，或小便自遗，夜尿增多，舌淡苔白，脉沉而迟。

［说明］本方方中以附子、肉桂、鹿角胶培补肾中之元阳，温里祛寒，为君药。熟地黄、山萸肉、枸杞子、山药滋阴益肾，养肝补脾，填精补髓，取『阴中求阳』的义，为臣药。佐以菟丝子、杜仲补肝肾，健腰膝；当归养血和血，与补肾之品相配，以补养精血。诸药合用，肝脾肾阴阳兼顾，仍以温肾阳为主，妙在阴中求阳，使元阳得以归原，故名『右归丸』。

右归丸系由《金匮要略》肾气丸减去『三泻』（泽泻、丹皮、茯苓），加鹿角胶、菟丝子、杜仲、枸杞子、当归而成，增加补阳的作用，减少用『泻』妨补之力，使药效能更专于温补。

［运用］治疗慢性肾炎、肾病综合征、老年骨质疏松症、精少不育症，以及贫血、白细胞减少症等属肾阳不足者，均可加减治疗。另有右归饮，熟地一～三钱或加至

一～二两（9～30 g）山药炒三钱（9 g）、枸杞子三钱（9 g）、山茱萸二钱（6 g）、甘草二钱（3 g）、肉桂一二钱（3～6 g）、杜仲三钱（9 g）、制附子二三钱（6～9 g）、以水煎温服。功用：温补肾阳，填精补血。主治：肾阳不足证。气怯神疲，腹痛腰痠，肢冷脉细，舌淡苔白，或阴盛格阳，真寒假热之证。

十、地黄饮子

[组成] 熟地黄四钱（12 g）、巴戟天、山茱萸、石斛、肉苁蓉各三钱（各9 g）、附子、五味子、官桂、白茯苓、麦门冬、石菖蒲、远志各二钱（各6 g）。

[用法] 上为粗末，每服三钱（9～15 g），或加生姜五片，大枣一枚，薄荷五七叶，煎服。

[功用] 滋肾阴，补肾阳，开窍化痰。

[主治] 喑痱。舌强不能言，足废不能用，口干不欲饮，足冷面赤，脉沉细弱。

[说明] 喑痱乃因下元虚衰，虚阳上浮，痰浊随之上泛，堵塞窍道所致。『喑』是舌强不能言语，『痱』是足废不能行走，下元虚衰，包括肾阴阳两虚。方用甘温的熟地黄与酸温的山茱萸相配，补肾填精；肉苁蓉、巴戟天温壮肾阳。配伍附子、肉桂之辛热，以助温养下元，摄纳浮阳，引火归源；石斛、麦冬、五味子滋阴敛液，壮水以济火。石菖蒲与远志、茯苓合用，功能开窍化痰，交通心肾。再加少许薄荷以疏郁而轻清上行，姜、枣以和中调药。综观全方，标本兼顾，上下并治，而以治本治下为主。诸药合用，使下元得以补养，浮阳得以摄纳，水火相济，痰化窍开，则喑痱可愈。

[运用] 临床上治疗晚期高血压病、脑动脉硬化、中风后遗症、脊髓炎等慢性疾病过程中出现阴阳两虚者，均可加减运用。

十一、龟鹿二仙胶

[组成] 鹿角、龟板、人参、枸杞子。

[用法] 原方载：上前二味袋盛，放长流水内浸三日，用铅坛一只，如无铅坛，底下放铅一大片亦可。将角并版放人坛内，用水浸高三五寸，黄蜡三两封口，放大锅内，柴火煮七昼夜。煮时坛内一日添热水一次，勿令沸起，锅内一日夜添水五次，候角酥取出，洗，滤净去滓。其滓即鹿角霜、龟板霜也。将清汁另放。另将人参、枸杞子用铜锅以水三十六碗，熬至药面无水，以新布绞取清汁，将滓置石臼水捶捣细，用水二十四碗又熬如前；又滤又捣又熬，如此三次，以滓无味为度。将前龟、鹿汁并参、杞汁和入

锅内，文火熬至滴水成珠不散，乃成胶也。每服初起一钱五分（4.5 g），十日加五分（1.5 g），加至三钱（9 g）止，空心酒化下。

［功用］滋阴填精，益气壮阳。

［主治］真元虚损，精血不足证。面色萎黄或晄白，全身瘦弱或乏力，阳痿遗精，两目昏花，腰膝酸软，妇女月经不调，久不孕育等。

［说明］本方证为真元虚损，阴阳精血不足所致。方中鹿角胶甘咸而温，善于温肾壮阳，益精补血；龟板胶甘咸而寒，长于填精补髓，滋阴养血，二味均为血肉有情之品，能峻补阴阳以生气血精髓，共为君药。配伍人参补后天脾胃之中气，以增强化生气血之源；枸杞子益肝肾，补精血，以助龟、鹿之功，均为臣药。四味合用，阴阳并补，气血兼顾，故又能益寿延年，生精种子。

［运用］治疗各种慢性病久，体质亏乏，以及内分泌障碍引起的发育不良、重症贫血、神经衰弱，以及性功能减退等属阴阳两虚者。

十二、七宝美髯丹

［组成］原方载：赤、白何首乌各一斤，米泔水浸三四日，瓷片刮去皮，用淘净黑豆二升，以砂锅木甑，铺豆及首乌，重重铺盖，蒸之。豆熟取出，去豆晒干，换豆再蒸，如此九次，晒干，为末（各18 g）；赤、白茯苓各一斤，去皮，研末，以水淘去筋膜及浮者，取沉者捻块，以人乳十碗浸匀，晒干，研末（各18 g），牛膝八钱，去苗，酒浸一日，同何首乌第七次蒸之，第九次止，晒干（9 g），当归三钱，酒浸，晒（9 g），枸杞子八钱，酒浸，晒（9 g），菟丝子八钱，酒浸生芽，研烂，晒（9 g）、补骨脂二钱，以黑脂麻炒香（6 g）。

［用法］上药石臼捣为末，炼蜜和丸，如弹子大。每次一丸，一日三次，清晨温酒下，午时姜汤下，卧时盐汤下。

［功用］补益肝肾，乌发壮骨。

［主治］肝肾不足证。早衰早老，须发早白，脱发，齿牙动摇，腰膝痠软，梦遗滑精，肾虚不育等。

［说明］白发、脱发与齿牙动摇，和肝肾密切相关。因发为血之余，齿为骨之余，若肝肾亏损，则上荣于须发、齿龈之精血不足，故须发早白、脱发及齿牙动摇。方中何首乌赤白并用，且量较重，功能补肝肾，益精血，乌须发，壮筋骨，为君药。枸杞子、菟丝子均入肝肾，能补肾益精，养肝补血，共为臣药。佐以当归补血养肝；牛膝补肝肾，坚筋骨，活血脉；补骨脂补肾壮阳，固精；赤、白茯苓补脾肾，渗湿浊。诸药合用，以滋阴益精养血为主，兼顾补

阳，有阴阳并补，精血互生之妙。对于肾虚精少不育之症，亦甚适宜。

［运用］治疗中年早衰之白发及脱发、牙周病，以及男子不育症属肝肾不足者，均可应用。

十三、四神丸

［组成］肉豆蔻二钱（6 g）、补骨脂四钱（12 g）、五味子、吴茱萸各二钱（6 g）。

［用法］上为末，生姜，红枣，制成丸剂，或水煎服。

［功用］温肾暖脾，固肠止泻。

［主治］慢性腹泻，五更泄泻，或饭后泄泻，不思饮食，食不消化，或腹痛肢冷，神疲乏力，舌淡，苔薄白，脉沉迟无力。

［说明］中医将大多数慢性腹泻归于脾肾阳虚，尤其是肾虚命门火衰，五更泄中医称为肾泄，鸡鸣泻。《素问·金匮真言论》说：『鸡鸣至平旦，天之阴，阴中之阳也，故人亦应之。』脾肾阳虚，阳虚则生内寒，而五更正是阴气极盛，阳气萌发之际，阳气当至而不至，阴气极而下行，故为泄泻。方中重用补骨脂辛苦大温，补命门之火以温养脾土，《本草纲目》谓其『治肾泄』，故为君药。肉豆蔻辛温，温脾暖肾，涩肠止泻，配合补骨脂则温肾暖脾，固涩止泻之功益彰，故为臣药。五味子酸温，固肾益气，涩精止泻；吴茱萸辛苦大热，温暖肝脾肾以散阴寒，共为佐药。生姜暖胃散寒，大枣补脾养胃，为使药。诸药合用，火旺土强，泄泻自愈。方名『四神』，正如《绛雪园古方选注》所说：『四种之药，治肾泄有神功也。』

［运用］治疗适用于慢性结肠炎、过敏性结肠炎属脾肾虚寒者。但注意肠结核、肠息肉、肠癌等疗效较差。

十四、金锁固精丸

［组成］沙苑蒺藜、芡实、莲须各二钱，龙骨、牡蛎二钱（各10 g）。

［用法］莲子粉糊为丸。温水或淡盐水送下。

［功用］补肾涩精。

［主治］遗精滑精，精神不振，体疲乏力，腰酸腰痛，耳鸣耳聋，舌淡苔白，脉细弱等。

［说明］方中沙苑蒺藜甘温，补肾固精，《本草纲目》谓其『补肾，治腰痛泄精，虚损劳气』，《本经逢原》谓其『为泄精虚劳要药，最能固精』，故为君药。芡实、莲子甘涩而平，俱能益肾固精，且补脾气，莲子并能交通心肾，共为臣药。佐以龙骨甘涩平，牡蛎咸平微寒，俱能固涩止遗，莲须甘平，尤为收敛固精之妙品。诸药合用，既能补

肾，又能固精，补涩共用，标本兼顾，但终以治标，即以『涩、固』为主的良方。秘肾气，固精关，因专为肾虚遗精滑精所设，故美名曰：『金锁固精』。

［运用］主治遗精、滑精、早泄等症，近年有人用于治疗蛋白尿、乳糜尿、重症肌无力，属肾虚精气不足，下元不固者。

十五、桑螵蛸散

［组成］桑螵蛸三钱（9 g）、远志二钱（6 g）、菖蒲二钱（6 g）、龙骨五钱（15 g）、人参三钱（9 g）、茯神四钱（12 g）、当归三钱（9 g）、龟甲五钱（15 g）。

［用法］上为末，以人参汤二钱（6 g）送下。

［功用］调补心肾，涩精止遗。

［主治］心肾两虚证。症见小便频数，或尿如米泔色，或蛋白尿、或遗尿遗精，心神恍惚，健忘，舌淡苔白，脉细弱等。

［说明］本方主治为心肾两虚，心肾不交之证。方中桑螵蛸甘咸平，补肾固精，为君药。臣以龙骨收敛固涩，且安心神；龟甲滋养肾阴，亦补心阴。桑螵蛸得龙骨则固涩止遗之力增，龙骨配龟甲则益阴潜阳，安神之功著。佐以人参大补元气，茯神宁心安神，菖蒲善开心窍，远志安神定志，且通肾气上达于心，如此则水升火降，心肾相交；更以当归补心血，与人参合用，能双补气血。诸药相合，共奏交通心肾，补益气血，涩精止遗之效。

［运用］治疗糖尿病、神经衰弱等属于心肾两虚、心肾不交者，可以本方治之。

十六、缩泉丸

［组成］乌药二钱（6 g）、益智仁三钱（9 g）、山药二钱（6 g）

［用法］上为末制蜜丸，温水或淡盐水送下。

［功用］温肾祛寒，缩尿止遗。

［主治］肾气虚弱、肾脏虚寒证。症见小便频数，遗尿不止，舌淡，脉沉弱等。

［说明］方中益智仁辛温，温补脾肾，固精气，缩小便，故为君药。乌药辛温，调气散寒，能除膀胱肾间冷气，止小便频数，故为臣药。更以山药健脾补肾，固涩精气，为佐使药。三药合用，温肾祛寒，使下焦得温而寒去，则膀胱之气复常，约束有权，溺频遗尿可痊愈。

［运用］临床上神经性尿频、尿崩症等属肾气虚弱，肾脏虚寒者，可以本方治之。

第三十三章　药物

中医学将具有补益身体作用的药称为补益药，俗称补药。它是以补虚扶弱，补益人体气血阴阳虚弱的病理偏向为主要功效，常用于治疗虚症的药物，所以也俗称补虚药。

按照中医的理论，人体虚证有脏腑、阴阳、气血的不同，所以有补心、补肝、补肺、补脾、补肾的区别，其中又各自有阴阳气血之分，自然补药也就可分为补气、补血、补阴、补阳几个大的类别。以下再加之五脏的不同，这样补益药也就越分越细了。

但是，由于中医学把人体看成一个完整的整体，所以人体的虚证多表现为整个人体的症状，加之『肾为人体生命之本』，所以，肾虚证就成为各种虚证的共有表现，补肾药物也就成为整个补益药的基本用药了。其中补气药、补阳药、补血药主要适用于虚寒症，药性偏温；补阴药主要适用于虚热症，其药性偏凉。从五味来讲，『补药多甘』，故多为甘味。需要指出的是，补虚药不等同于人们常说的营养品，强壮药，它也是根据人体阴阳虚弱的不同，补损益盛，调整阴阳，所以必须在医生的指导下科学使用。以下仅介绍一些临床常用的补肾中药。

一、人参

为五加科植物人参的根。主产于吉林、辽宁、黑龙江等地。野生者名『野山参』，栽培者称『园参』（图33-1）。

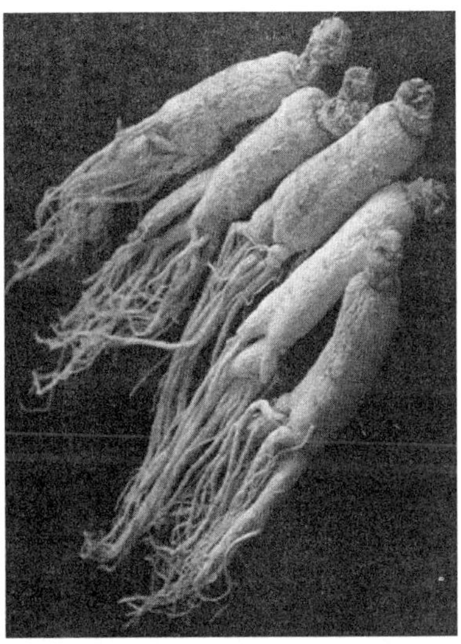

图33-1　人参

【性味归经】甘，微温。归脾、肺经

［功效］大补元气，补益脏气，生津止渴，安神益智，补血。

［应用］主治元气虚极欲脱证。本品为拯危救脱要药，古有『人参味甘，大补元气，止渴生津，调荣养卫』之说，其大补元气之功无药可代，最宜于因大汗、大吐、大泻、大失血或大病、久病等所致其虚极欲脱，气短神疲，脉微欲绝的重危症候。可单用，如独参汤。若气虚欲脱兼见汗出、四肢逆冷等亡阳征象者，可与附子同用，为参附汤。若气虚欲脱兼见汗出身暖，渴喜冷饮，舌红干燥等亡阴者，本品兼能生津，且常与养阴生津、敛汗之品配伍，如生脉散与麦冬、五味子同用，以补气养阴，敛汗固脱。

主治肺、脾、心、肾气虚证。本品可补肺气，主治肺气不足所引起的气虚懒言，短气喘促，语言声微等症，常与补益肺气、止咳平喘药配伍，如《千金方》补肺汤，与五味子、苏子等药同用。又因本品兼能补肾气，故又可用治肺肾两虚，肾不纳气之虚喘，常与补益肺肾、纳气定喘之品配伍，如《卫生宝鉴》人参蛤蚧散、《济生方》人参胡桃汤，其与蛤蚧、胡桃仁等药同用。

本品亦能补脾气，以治疗脾气虚弱的身体消瘦，倦怠乏力，食少便溏等症。因脾虚不运常兼湿滞，故又常与健脾燥湿、利湿之品配伍，如《和剂局方》四君子汤，其与白术、茯苓同用。若脾气亏虚，中气下陷，可见久泻脱肛，甚至脏器下垂，本品又常与补中益气，升阳举陷之品配伍，如《脾胃论》补中益气汤，其与黄芪、升麻等药同用。

本品亦长于补心气，以改善心气虚之心悸怔忡，胸闷气短，脉虚结代等症，常与长于补心气、通心阳之品配伍，如《伤寒论》炙甘草汤，其与炙甘草、桂枝等药同用。又因本品还能安神益智，故又多用治心气不足，心失所养之失眠多梦、健忘等症。如天王补心丹。

本品还能补肾气，除用于肾不纳气之短气虚喘外，还可用于肾气亏虚，下元不固之阳痿、遗精、滑精，遗尿、尿频等，常与补肾固精之药同用，如与五味子等药同用，治疗下元虚损，阳痿，以及尿后余沥、梦遗滑精等症。

主治热病气虚津伤或气阴两虚之口渴，消渴病。本品既能补气，又能生津，故尤宜用于热病气津两伤或气阴两虚之口渴。对于热病气津两伤，症见口渴、脉大无力者，常与清热泄火之品配伍，如《伤寒论》白虎加人参汤，其与知母、石膏同用。消渴一病，多与肺、脾（胃）、肾三脏的病理改变有关，以阴虚为本，燥热为标，且多伴有气阴两伤之证。人参既能补益肺、脾、肾三脏之气，又能生津止渴，故治消渴病亦宜。如《仁斋直指方》玉壶丸，其与天花粉同用。

[用法用量]煎服，5~10 g；挽救虚脱可用15~30 g。宜文火另煎分次兑服。研末吞服，每次0.5~1 g，日服1~2次。

[备注]党参功能类似人参，亦可补气生津，但作用较差，但价格低廉，可参考使用。

《神农本草经》：『味甘微寒。主补五脏。安精神。定魂魄。止惊悸。除邪气。明目。开心益智。久服轻身延年。一名人衔。一名鬼盖。生山谷。』

《名医别录》：『微温，无毒。主治肠胃中冷，心腹鼓痛，胸胁逆满，霍乱吐逆，调中，止消渴通血脉，破坚积，令人不忘。一名神草，一名人微，一名土精，一名血参。如人形者有神。』

《本草经集注》：『味甘，微寒、微温，无毒。主补五脏，安精神，定魂魄。止惊悸，除邪气，明目。开心益智，治肠胃中冷，心腹鼓痛，胸胁逆满，霍乱吐逆，调中，止消渴，通血脉，破坚积，令人不忘。久服轻身延年。』

《雷公炮制药性解》：『味甘，性微温无毒，入肺经，补气活血，止渴生津，肺寒可服，肺热伤肺，去芦用，茯苓为使，恶卤咸及藜芦。雷公云：凡使要肥大，块如鸡腿，并似人形者。采得阴干，去四边芦头，并黑者，锉入药中，夏中少使，发心痃之患也。』

二、西洋参

为五加科植物西洋参的根。主产于美国、加拿大（图33-2）。

[性味归经]甘、微苦，寒。入心肺、肾经。

[功效]补益元气，补气养阴，清火生津。

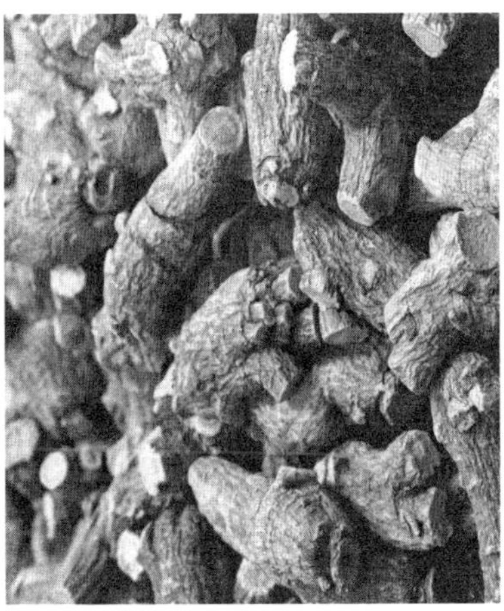

图33-2　西洋参

[应用]主治气阴两脱证。本品具有类似人参而弱于人参的补益元气之功，因其性味微苦而寒，故又可清火养阴生津，更适用于热病之后，耗伤元气阴津所致精神疲倦，体弱乏力，气短息促等，可与麦冬、五味子等养阴生津，敛汗之品同用。

主治肺、心、肾、脾之气阴两虚证。本品长于补肺气，兼能养肺阴、清肺火，适用于火热耗伤肺之气阴所致短气喘促，咳嗽痰少，或痰中带血之症。也可单用本品压粉装胶囊服用，如西洋参胶囊。

本品又能补肾气、益肾阴，用于肾之气阴两虚，症见腰膝酸软，遗精滑精，常与山茱萸、金樱子、复盆子、沙苑子等补肾益精之品同用。若属肾阴阳两虚者，可与补肾阳之鹿茸，滋肾阴之龟甲等品同用。

主治热病气虚津伤口渴，消渴。本品对于热伤气津所致身热汗多，身体乏力，口渴口干，五心烦热，体倦少气，脉虚数之症，不仅能补气养阴生津，还能清热，较之药性偏温的人参更为适宜，常与清热养阴之品同用，如《温热经纬》清暑益气汤，其与西瓜翠衣、竹叶、麦冬等品同用。临床亦用于消渴病气阴伤之证，常与黄芪、太子参、麦冬、山药、天花粉等长于益气、生津止渴之品同用。

［用法用量］另煎兑服，5～10 g。

《本草从新》：『补肺降火，生津液，除烦倦。虚而有火者相宜。』

《医学衷中参西录》：『能补助气分，兼能补益血分，为其性凉而补，凡欲用人参而不受人参之温补者，皆可以此代之。』

三、黄芪

为豆科植物蒙古黄芪或膜荚黄芪的根。主产于内蒙古、山西、黑龙江等地（图33-3）。

［性味归经］甘，微温。归脾、肺、肾经。

［功效］补脾肺气，升阳举陷，益卫固表，补养元气、肾气，利尿消肿，托毒生肌，补血，活血。

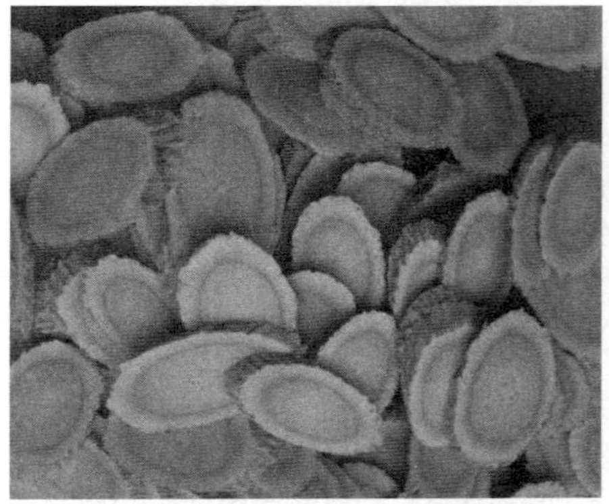

图33-3　黄芪

［应用］主治脾气虚证。本品有良好的补脾益气之功。因其兼能升阳举陷，故历代将其作为培中升阳举陷之要药，尤长治脾虚中气下陷者，如症见长期短气不舒、久泄脱肛、内脏下垂者，常与补中益气、升阳举陷之品配伍，如李东垣在《脾胃论》中著名的补中益气汤，以其与人参、升麻、

柴胡等品同用，健脾补气、升提中气，功效卓显，至今又常用于各种脏器下垂，为历代医家所推崇。又因能利尿消肿，故亦为气虚水肿之要药，治脾虚水湿失运之浮肿尿少者，本品既能补脾益气以治本，又能利尿消肿以治标，常与健脾、利水消肿之品配伍。本品还可补气以摄血，治脾虚不能统血之失血证，常与补气摄血止血之品配伍，如《济生方》归脾汤。

主治肺气虚证。本品又能补益肺气，对于咳喘日久，肺气虚弱，气短神疲者，因其只能补益肺气以治本，故常需配伍紫菀、款冬花、贝母、杏仁等祛痰止咳平喘之品以标本兼顾；若属肺肾两虚者，还需与人参、蛤蚧等品同用，共奏补益肺肾、止咳定喘之效。

主治气虚自汗证。本品既能补脾肺之气，又能益卫固表以止汗，治脾肺气虚所致卫气不固，表虚自汗者，常与收敛止汗之品配伍，如《丹溪心法》玉屏风散，其与白术、防风通用。

主治血虚证，气血两虚证，气血亏虚之疮疡难溃难腐、或溃久难敛。本品既能补气以生血，又有一定的补血之功，其与当归同用，如当归补血汤；本品还可补益气血，扶助正气，以收托毒外出，生肌敛疮之效。

主治痹证，中风半身不遂，胸痹等。本品既能补气以行血，又有一定的活血之功，故临床上多用于血脉瘀滞诸证。治风寒湿痹之血脉痹阻者，本品常与祛风湿、活血药配伍，如《百一选方》蠲痹汤，其与羌活、当归、姜黄等药同用。治痹证或中风后遗症因气虚血滞、肌肤筋脉失养，症见肌肤麻木或半身不遂者，本品常与活血通络之品配伍，如著名的《医林改错》补阳还五汤，补气以活血，重用黄芪以补气，并与当归、川芎、地龙等品同用。

这里要特别指出，在传统的中医典籍中，黄芪多列为补脾肺气之品，而忽视了其『补肾气』的作用，近些年的临床实践和基础实践证实，黄芪对『人体生命之本——肾』的补益作用是很大的，临床上用黄芪注射液治肾虚阳痿不举，慢性肾炎、肾病综合征、狼疮性肾炎，慢性肾盂肾炎、慢性肾功能衰竭等肾系病证，疗效甚佳，所以我们亦将其列入补肾药物中。

[用法用量] 煎服，10~15 g。大剂量可用之30~60 g。蜜炙可增强其补益作用。

《神农本草经》：『味甘，微温。主痈疽久败疮，排脓止痛，大风癞疾，五痔，鼠瘘。补虚。小儿百病。』

《名医别录》：『主妇人子脏风邪气，逐五脏间恶血。补丈夫虚损，五劳羸瘦。止渴，腹痛，泄痢。益气，利阴气。』

《本草经集注》：『味甘，微温，无毒。主治痈疽，久败疮，排脓止痛，大风癞疾，五痔鼠瘘，补虚，小儿百病。妇人子藏风邪气，逐五脏间恶血，补丈夫虚损，五劳羸瘦，止渴，腹痛泄利，益气，利阴气。生白水者冷，补。其茎、叶治渴及筋挛，痈肿，疽疮。一名戴糁，一名戴椹，一名独椹，一名芰草，一名蜀脂，一名百本。生蜀郡山谷、白水、汉中。二月、十月采，阴干。（恶龟甲。）』

《新修本草》：『味甘，微温，无毒。主痈疽，久败疮，排脓止痛，大风癞疾，五痔鼠瘘，补虚，小儿百病。妇人子藏风邪气，逐五脏间恶血，补丈夫虚损，五劳羸瘦，止渴，腹痛泄利，益气，利阴气。生白水者冷，补。其茎、叶疗渴及筋挛，痈肿，疽疮。』

《雷公炮制药性解》：『味甘，性微温无毒，入肺脾二经，内托已溃疮疡，生肌收口，外主表虚盗汗，腠理充盈。恶龟甲，白藓皮。』

四、山药

为薯蓣科植物薯蓣的根茎。主产于西南，湖南、江西等地（图33-4）。

[性味归经] 甘，平。归肺、脾、肾经。

[功效] 补气益阴，补脾肺肾。

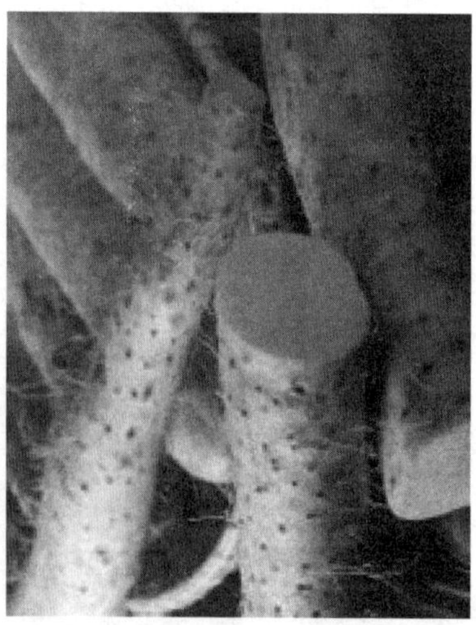

图33-4　山药

[应用] 主治脾虚证。本品亦食亦药，既可食用，又可药用；既能补脾气，又能养脾阴，且易于消化，为营养调补之佳品，可用作食品长期服用，尤宜用于脾之气阴两虚，伴见营养不良诸症，以及慢性久病或病后，虚弱羸瘦，需营养调补而脾运不健者。常作为人参、党参、太子参、白术等补气健脾之品的辅助药。

主治肺虚证。本品既能补肺气、养肺阴，又能补土以生金，还能补肾气，滋肾阴以纳气，故治咳喘，不论肺虚所致，还是肺脾两虚、肺肾两虚所伤均可使用。然其补力较缓，临床亦多以复方。临床上治肺肾气阴两虚之喘咳，常与补肺肾、止咳、纳气定喘之品配伍，如《张氏医通》七味都气丸，其与山茱萸、五味子等药同用。

主治肾虚证。本品还能补肾气、养肾阴，其补肾之力虽平和，但对肾脾俱虚者，可补后天以助养先天，故有人称其为『先天后天、阳气阴液并补之品』。肾气虚的，夜尿频多，遗尿、滑精早泄，女子带下清稀可用；肾阴虚之形体消瘦，潮热盗汗亦可用。故补肾阴的名方六味地黄丸以及补肾阳的名方金匮肾气丸中，均有本品。

主治消渴气阴虚证。消渴一病，与脾肺肾三脏密切，且多为气阴两虚之证。本品既补脾、肺、肾三脏之气，又补脾、肺、肾三脏之阴，能照顾多个脏腑的病理改变。而消渴之证多为阴虚为本，燥热为标，故使用时常与补气养阴、清热生津之品配伍，如《医学衷中参西录》玉液汤，与黄芪、天花粉、知母等药同用。

［用法用量］煎服，10～30 g；大剂量60～120 g。麸炒可增强补脾止泄作用。

《神农本草经》：『主伤中，补虚，除寒热邪气，补中益气力，长肌肉，久服耳目聪明。』

《名医别录》：『主头面游风，风头眼眩，下气，止腰痛，治虚劳羸瘦，充五脏，除烦热，强阴。』

《本草经集注》：『味甘，温、平，无毒。主治伤中，补虚羸，除寒热邪气，补中，益气力，长肌肉。主头面游风，风头目眩，下气，止腰痛，补虚劳羸瘦，充五脏，除烦热，强阴。久服耳目聪明，轻身，不饥，延年。』

《本草崇原》：『气味甘平，无毒。主伤中，补虚羸，除寒热邪气，补中，益气力，长肌肉，强阴。久服耳目聪明，轻身不饥，延年。』

五、鹿茸

为脊椎动物科梅花鹿雄鹿未骨化的幼角。其中花鹿茸产于东北，品质优。马鹿茸主产于东北、西北及西南地区，东北产者习称『东马鹿茸』，品质较优；西北产者习称『西马鹿茸』，品质较次（图33-5）。

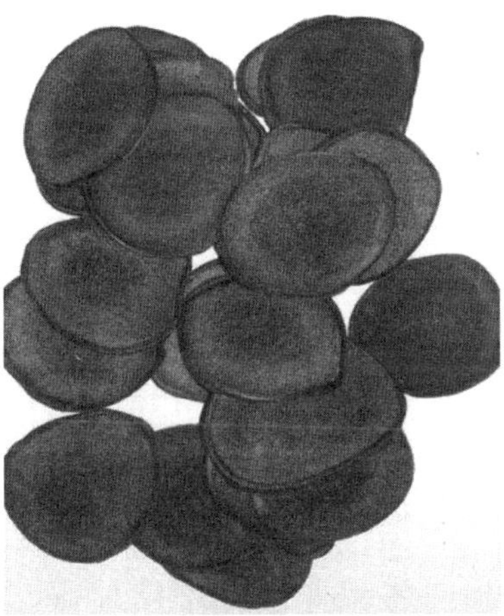

图33-5 鹿茸

［性味归经］甘、咸，温。

［功效］补肾阳，益精血，强筋骨，固冲任，托毒生肌

［应用］主治肾阳虚衰，精血不足证。本品甘温补阳，甘咸滋肾，禀春阳之性，具生发之气，能峻补肾阳，益精养血，为补肾阳、益精血之要药。治疗肾阳亏虚，精血不足，畏寒肢冷，阳痿不举、遗精早泄、宫冷不孕、小便频频、腰膝酸痛、头晕耳鸣、精神疲倦等症，本品可单用或配伍其他补肾助阳、益精养血药。如《中国医学大辞典》参茸固本丸以之与人参、黄芪、当归同用，治疗诸虚百损，五劳七伤，元气不足，畏寒肢冷、阳痿早泄、宫冷不孕、小便频数等。

主治肝肾亏虚，精血不足，筋骨不健。本品入肝肾经，能补肝肾，益精血，强筋骨，故可用治肝肾亏虚，精血不足，筋骨疲软，或小儿发育不良，囟门过期不合，齿迟，行迟等。常与熟地黄、杜仲、续断、山萸肉等药同用。临床上对于骨折后期，愈合不良者，本品可与骨碎补、续断、自然铜等行血脉、续筋骨药同用。

主治冲任虚寒，带脉不固，崩漏带下。本品甘温，既能补肝肾，益精血，又兼能固冲任，止带下。故可用治肝肾亏虚，冲任不固，带脉失约，崩漏不止，白带过多。治疗崩漏不止，常与当归、阿胶、蒲黄等养血止血药配伍；治疗带下清稀量多，可与海螵蛸、覆盆子等补肾固精止带药同用。

主治疮疡塌陷不起或溃久不敛。本品能补肾阳，益精血而达到托脓毒外出之功。治疗疮疡已成，因正虚毒盛，不能托毒外达，疮顶塌陷不起，难溃难腐者，可与补气助阳，益气养血的黄芪、当归等药配伍。若疮疡后期，毒势已去，气血虚弱，脓水清稀，溃久难敛者，本品研末外用，有生肌敛疮之效，可以之配雄黄、乳香等解毒生肌之品。

［用法用量］1～3 g，研细末，1日分3次冲服；或入丸、散剂。

［使用注意］服用本品宜从小量开始，缓缓增加至治疗需要量，不可骤用大量，以免『阳补太过而生火』，甚则动血而衄血、吐血。

《神农本草经》，列为中品：『主漏下恶血，……益气强志，生齿不老。』

《名医别录》：『疗虚劳，洒洒如疟，羸瘦，四肢酸疼，腰脊痛，小便数利，泄精溺血。』

《本草经集注》『味甘、酸，温、微温，无毒。主治漏下恶血，寒热，惊痫，益气，强志，生齿，不老。治虚劳洒洒如疟，羸瘦，四肢酸疼，腰脊痛，小：便利，泄精溺血，破留血在腹，散石淋，痈肿，骨中热疽，养骨，安胎下气，杀鬼精物，不可近阴，令痿，久服耐老。四月、五月解角时取，阴干，使时燥。』

《神农本草经疏》：『味甘、酸，温、微温，无毒。主漏下恶血，寒热惊痫，益气，强志，生齿，不老。疗虚劳洒洒如疟，羸瘦，四肢酸疼，腰脊痛，小便利，泄精，溺血，破留血在腹，散石淋，痈肿，骨中热，疽痒。』

《本草崇原》：『气味甘温，无毒。主治漏下恶血，寒热，惊痫，益气，强志，发齿，不老。』

六、肉苁蓉

为列当科植物肉苁蓉的带鳞叶的肉质茎。主产于内蒙古、新疆、陕西、青海、甘肃等省区（图33-6）。

［性味归经］甘、咸，温。归肾、大肠经。

［功效］补肾阳，益肾精，润肠通便。

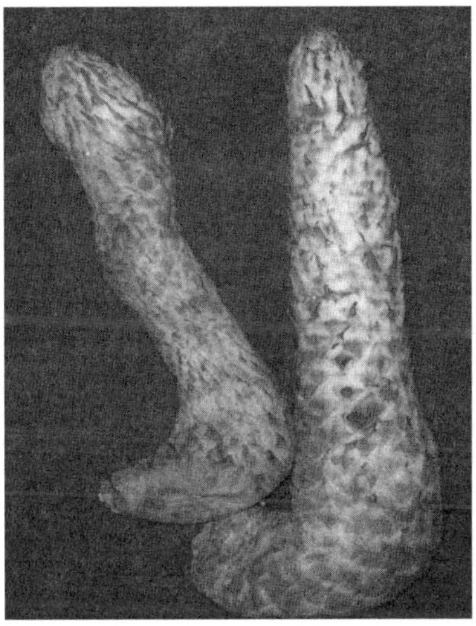

图33-6　肉苁蓉

［应用］主治肾阳不足，精血亏虚。本品甘温助阳，质润滋养，咸以入肾，既能补肾阳，又能益肾精。但作用较缓，临床治肾阳不足时，可与补肾阳、益肾精之药配伍；肾阴不足时，可用本品与益肾精之药同用。

主治肠燥便秘。本品质润，养阴益液，具有平和的润肠通便作用，所谓『增水以行舟』，故可用于肠燥便秘。因本品既能润肠通便，又能补肾阳益肾精，故尤其适宜于老人或病后因肾阳不足、精亏血虚而致『水乏舟停』之大便秘结者。如《景岳全书》济川煎以之与当归、牛膝、枳壳等药同用，治体虚大便闭结不通。

［用法用量］煎服，10～15 g。

《神农本草经》：『主五劳七伤，补中，除茎中寒热痛，养五脏，强阴，益精气，多子，妇人癥瘕。久服轻身。』

《药性本草》：『益髓，悦颜色，延年，大补壮阳，日御过倍。治女人血崩。』

《本草经集注》：『味甘、酸、咸，微温，无毒。主治五劳七伤，补中，除茎中寒热痛，养五脏，强阴。益精气，多子，治妇人癥瘕，除膀胱邪气、腰痛，止痢。久服轻身。』

《名医别录》：『味酸、咸，无毒。除膀胱邪气、腰痛，止痢。』

《证类本草》：『味甘、酸、咸，微温，无毒。主五劳七伤，补中。除茎中寒热痛，养五脏，强阴，益精气，多子，妇人症瘕，除膀胱邪气，腰痛，止痢。久服轻身。』

《雷公炮制药性解》：『味甘酸咸，性微温无毒，入命门经。兴阳道，益精髓，补劳伤，强筋骨，主男子精泄尿血，溺有遗沥，女子症痛崩带，宫寒不孕，酒浸一宿，去浮甲，劈破中心，去白膜，蒸半日，酥炙用。润而肥大者佳。』

七、巴戟天

为茜草科植物巴戟天的根。主产于广东、广西、福建等省区（图33-7）。

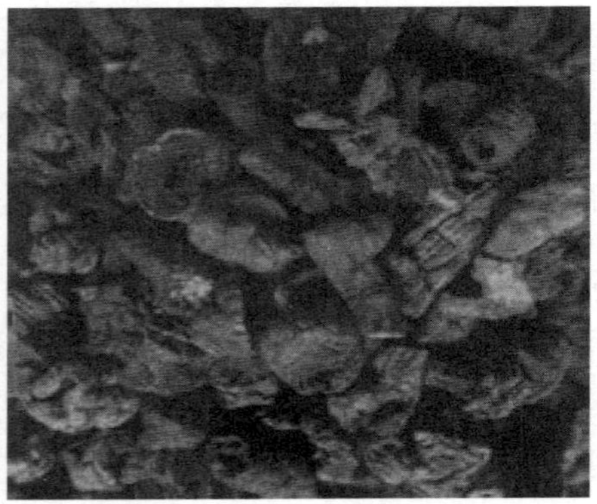

图33-7　巴戟天

［性味归经］甘、辛，微温。归肾经。

［功效］补肾阳，强筋骨，祛风湿。

［应用］主治肾阳虚证。本品甘温不燥，主入肾经，其补肾助阳之力较为温和，且兼有些益肾精的作用，并能强筋骨，故可用治肾阳虚所致的阳痿遗精、宫冷不孕、小便频数、腰膝冷痛等多种证候。其中，除对肾虚筋骨不健者能强筋骨外，对肾阳虚之其他证候均有一定作用。如治疗肾阳不足，命门火衰所致之阳痿不育，常以之与淫羊霍、仙茅、熟地黄、枸杞子等补肾阳、益肾精药配伍。治疗下元虚冷，宫冷不孕，月经不调，少腹冷痛，本品可与肉桂、吴茱萸、高良姜等温肾暖肝、散寒止痛之品同用。

主治风湿痹证。本品味辛能散，具有祛风湿功效，故可用治风湿痹证。因其既能祛风湿，又能补肾阳、强筋骨，故对久患风湿，累及肝肾，筋骨不健，或素体肾阳不足，筋骨不健之人又患风湿痹证者，尤为适宜，多与补肝肾、强筋骨、祛风湿药同用。如治疗肾虚骨痿，腰膝酸软，常以之与肉苁蓉、杜仲、菟丝子、紫河车、鹿胎等同用。治疗下焦久积风冷，肾脏虚衰，筋骨痿弱，腰膝无力，本品可与附子、牛膝等药配伍。

［有法用量］煎服，10～15 g。本品补肾多盐水炙用，祛风湿可生用。

《神农本草经》：『味辛微温。主大风邪气。阴痿不起。强筋骨。安五脏。补中增志益气。生山谷。』

《本草经集注》：『味辛、甘，微温，无毒。主治大风邪气，阴痿不起，强筋骨，安五肨，补中，增志，益气。治头面游风，小腹及阴中相引痛，下气，补五劳，益精，利男子。』

《名医别录》：『疗头面游风，小腹及阴中相引痛，下气，补五劳，益精，利男子。』

《雷公炮制药性解》：『味辛甘，性微温无毒，入脾肾二经。主助肾添精，除一切风及邪气。酒浸用，覆盆为使，恶雷丸、丹参。』

《本草崇原》：『主大风邪气，阴痿不起，强筋骨，安五脏，补中，增志，益气。』

八、淫羊藿

为小檗科植物淫羊藿、箭叶淫羊藿、柔毛淫藿、巫山淫羊藿，或朝鲜淫羊藿的地上部分。主产于陕西、山西、湖北、四川、辽宁等省（图33-8）。

［性味归经］辛、甘，温。归肾、肝经。

［功效］补肾壮阳，强筋骨，祛风湿。

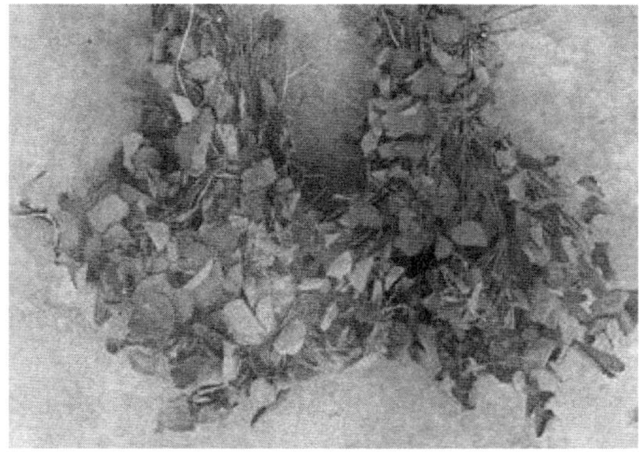

图33-8　淫羊藿

［应用］主治肾阳虚衰，阳痿不育，宫寒不孕，遗尿尿频。本品味辛甘，性温燥烈，长于补肾壮阳起痿，主治肾阳虚衰之男子阳痿不育。可单用本品浸酒服。若兼肾精亏损，阳痿精衰，虚寒无子，宜与补益肾精之巴戟天、枸杞子、熟地黄等药同用，使阳得阴助，方能生化无穷。若肾阳虚衰之尿频遗尿，以及女子宫寒不孕，本品可与其他补肾助阳、暖宫助孕、固肾缩尿的药物如鹿茸、紫河车、补骨脂，巴戟天、桑螵蛸、山茱萸等配伍，以增强疗效。

主治风湿痹证。本品味辛能散，性温散寒，具有祛风湿功效，故可用治风湿风湿痹证，可与祛风湿、止痛药羌活、海桐皮、附子等同用。因其既能祛风湿，又能补肾阳、强筋骨，故对久患风湿，累及肝肾，筋骨不健，或素体肾阳不足，筋骨不健之人又患风湿痹证者，尤为适宜，多与巴戟天、仙茅、杜仲、桑寄生、牛膝等补肝肾、强筋骨、祛风湿药同用。

此外，本品还能降血压，也可用于高血压患者有肾阳虚表现者。如《中医方剂临床手册》二仙汤以之与仙茅、巴戟天、知母、黄柏等药配伍，治妇女更年期高血压病属于阴阳两虚者。

［用法用量］煎服，5 ~ 15 g。

《神农本草经》：『主阴痿绝伤、茎中痛，利小便，益气力，强志。』

《本草经集注》：『味辛，寒，无毒。主治阴痿，绝伤，茎中痛，利小便，益气力，强志。坚筋骨，消瘰疬，赤痈，下部有疮洗出虫，丈夫久服，令人无子。』

《名医别录》：『坚筋骨，消瘰疬，赤肿，下部有疮，洗出虫。丈夫久服，令人无子。』

《本草崇原》：『气味辛寒，无毒。主治阴痿绝伤，茎中痛，利小便，益气力，强志。』

九、补骨脂

为豆科植物补骨脂的成熟果实。主产于四川、河南、陕西、安徽等省（图33-9）。

［性味归经］苦、辛、温。归肾、脾经。

［功效］补肾壮阳，补肾纳气，固精，缩尿，温脾阳，止泄，平喘。

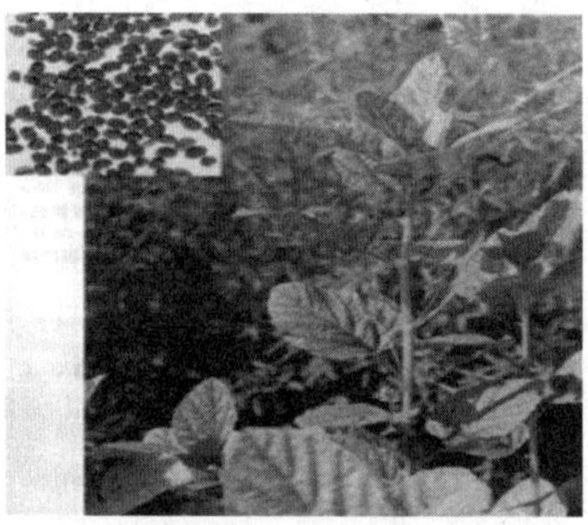

图33-9　补骨脂

［应用］主治肾虚不固之遗精滑精、尿频遗尿。本品性偏温燥，既能补肾壮阳，又能固精、缩尿，长于温补固涩，有标本兼顾之效，故临床尤多用于肾虚不固之遗精滑精、遗尿尿频，常与其他补肾助阳、固精缩尿的复盆子、五味子、金樱子、菟丝子等药配伍。

主治肾虚阳痿，腰膝冷痛。本品苦辛温燥，入肾经，有温补命门，补肾强腰，壮阳起痿之效，故可用治肾阳不足，命门火衰之腰膝冷痛，痿软无力，可与补肾助阳，强筋壮骨的杜仲、菟丝子、核桃仁等药配伍。此外，治疗肾阳不足，命门火衰之崩漏，带下，水肿，早衰等证的古方中，亦有用本品以温补肾阳者。

主治脾肾虚寒之五更泄泻。本品入脾肾二经，既能补肾阳，又能温脾阳，并能止泻，故可用治脾肾虚寒之五更泄泻，常与其他温补脾肾、涩肠止泻之品同用，如《内科摘要》四神丸即以之与温中涩肠之肉豆蔻、五味子、吴茱萸配伍同用，临床效果甚佳。

主治肾不纳气之虚喘。本品补肾纳气，故可纳气平喘，对肾阳虚衰，肾不纳气之虚喘，疗效颇佳，常与温肾散寒、纳气定喘药配伍。如《和剂局方》黑锡丹以之与附子、肉桂、沉香、黑锡等品同用，治肾阳虚衰，肾不纳气，上气喘促。

［用法用量］煎服，5～15 g。

《证类本草》：『味辛，大温，无毒。主五劳七伤，风虚冷，骨髓伤败，肾冷精流，及妇人血气堕胎。』

《药性本草》：『治男子腰痛膝冷囊湿，逐诸冷痹顽，止小便利，腹中冷。』

《开宝本草》：『主五劳七伤，风虚冷，骨髓伤败，肾冷精流及妇人血气堕胎。』

《雷公炮制药性解》：『味苦辛，性大温无毒，入肾经。主五劳七伤，阳虚精滑，腰痛膝冷，囊湿肾寒。』

《本草新编》：『补骨脂，即破故纸也。味苦、辛，气温，无毒。入脾、肾二经。治男子劳伤，疗妇人血气，止腰膝酸疼，补髓添精，除囊涩而缩小便，固精滑而兴阳事，去手足冷疼，能定诸逆气。但必下焦寒虚者，始可久服。倘虚火太旺，只可暂用，以引火归原，否则，日日服之，反助其浮游之火上升矣。古人用破故纸，必用胡桃者，正因其性过于燥，恐动相火，所以制之使润，非故纸必须胡桃也。』

十、益智

姜科植物益智的成熟果实。主产于海南省，此外广东、广西等地亦产（图33-10）。

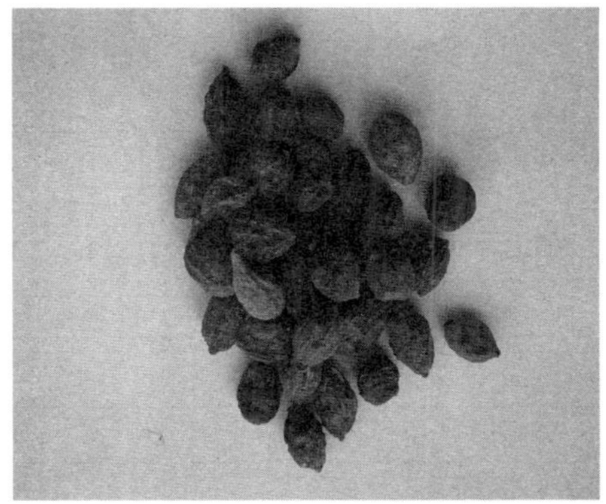

图33-10　益智

［性味归经］辛，温。归肾、脾经。

［功效］补肾阳，益肾精，健脑，固精，缩尿，温脾阳，摄唾，止泻。

［应用］主治肾虚不固之遗精滑精、尿频遗尿。本品特点是『补涩并用，能补能涩，标本兼治』，对下元虚冷，肾虚不固之遗精滑精、尿频遗尿，既能补肾阳，补肾气，又能固精，缩尿，固涩方面以缩尿见长。如治肾虚不固之遗尿尿频的缩泉丸即以本品为主，辅以温肾散寒的乌药和补肾固精的山药组成。此外，『益智者，益人之智慧也』，即本药可补肾健脑，使人聪慧，故临床上智力低下者可以本药治之。

主治脾肾虚寒之多唾、泄泻。本品既能温补脾肾，又长于摄唾，故尤以治脾阳不振，摄纳失职，水液上逸之多唾，或肾阳虚衰，气化不行，水液上泛之多唾为宜，单用即可，或与附子、肉桂等温肾暖脾之品配伍。对中焦虚寒之泄泻，既能止泻，又能温中，可与补气、升阳的黄芪、升麻、柴胡等药同用。对脾肾虚寒之泄泻，宜与温补脾肾止泻的补骨脂、肉豆蔻等药同用。

［用法用量］煎服，3～10 g。

《证类本草》：『味辛，温，无毒。主遗精虚漏，小便余沥，益气安神，补不足，安三焦，调诸气。』

《雷公炮制药性解》：『味辛，性温无毒，入脾胃肾三经。主遗精虚漏，小便余沥，益气安神，和中止呕，去皮盐炒用。』

《本草新编》：『益智，味辛，气温，无毒，入肺、脾、肾三经。能补君、相二火，和中焦胃气，逐寒邪，禁遗精溺，止呕哕，摄涎唾，调诸气，以安三焦。夜多小便，加盐服之最效，但不可多用，恐动君相之火也，然能善用之，则取效甚捷。大约入于补脾之内则健脾，入于补肝之内则益肝，入于补肾之中则滋肾也。』

《本经逢原》：『辛温，无毒。去壳，盐水炒用。益智行阳退阴，三焦命门气弱者宜之。脾主智，此物能益脾胃，理元气，补肾虚。』

《神农本草经疏》：『味辛，温，无毒。主遗精虚漏，小便余沥，益气安神，补不足，安三焦，调诸气。夜多小便者，取二十四枚，碎，入盐同煎服，有奇验。』

十一、菟丝子

为旋花科植物菟丝子的成熟种子。主产于江苏、辽宁、吉林、河北、山东、河南等省（图33-11）。

［性味归经］甘、涩，微温。归肝、肾、脾经。

［功效］补肾阳，益肾精，养肝血，明目，固精，缩

尿，止带，止泻，安胎。

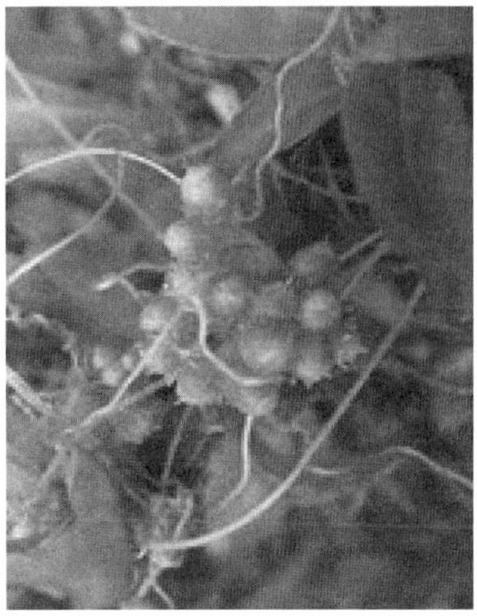

图33-11　菟丝子

［应用］主治肾虚证。本品补而不峻，微温不燥，既能补肾阳，又能益肾精，阴阳并补，且能固精，缩尿，止带，对肾虚不固之证有标本兼顾之效。如七宝美髯丹以之与补肝肾、益精血的枸杞子、何首乌、牛膝、补骨脂等品同用，治肝肾不足、精亏血虚所致的早衰、须发早白、腰膝酸软、牙齿动摇。五子衍宗丸则以本药与枸杞子、五味子、覆盆子等药配伍，治肾虚阳痿、遗精。若治下焦虚冷之小便不禁或遗尿，可配伍温肾缩尿之益智仁、桑螵蛸等品。治肾虚不固之白带过多、小便浑浊，可与补脾益肾、祛湿止带的茯苓、莲子、芡实等药配伍。治妇女肝肾亏虚，冲任不固，血海不调，崩中不止，常以本药配伍补肝肾、固冲任、止崩漏之杜仲、艾叶、海螵蛸等。

主治肝肾不足，目暗不明。本品入肝肾经，既能补肝肾、益肾精，又能养血明目，故可用治肝肾不足，目失所养，目暗不明，视力减退，常与补肝肾、益精血、明目之品配伍，如《和剂局方》的驻景丸，即以本药与熟地黄、枸杞子等药同用。

主治脾肾两虚，便溏泄泻。本品能益肾补脾而治疗脾肾阳虚之慢性泄泻，故可用治脾肾两虚之便溏泄泻，宜与温肾暖脾止泻之品配伍。如《先醒斋医学广笔记》脾肾双补丸以之配伍补骨脂、砂仁、肉豆蔻等品，治肾阳虚衰，脾失温煦之泄泻。若脾虚便溏，常以之与人参、白术、山药等补气健脾止泻药配伍。

主治肝肾亏虚，冲任不固，胎动不安。本品能补肝肾、固冲任而安胎，适用于肝肾亏虚，冲任不固，胎失所养引起的胎动不安，常与其他补肝肾、安胎之品配伍，如《医学衷中参西录》寿胎丸以之与桑寄生、续断、阿胶等同用。

此外，本品亦可治肾虚消渴。如《全生指迷方》菟丝子丸，单用本品为丸服，治消渴。

［用法用量］煎服，10 ~ 15 g。

《神农本草经》：『主续绝伤，补不足，益气力，肥健，汁去面黑，久服明目，轻身延年。』

《名医别录》：『养肌强阴，坚筋骨，主茎中寒，精自出，溺有余沥，口苦燥渴，寒血为积。』

《本草经集注》：『味辛、甘，平，无毒。主续绝伤，补不足，益气力，肥健。养肌，强阴，坚筋骨，主茎中寒，精自出，溺有余沥，口苦，燥渴，寒血为积。久服明目，轻身，延年。一名生菟芦，一名菟缕，一名蓎蒙，一名玉女，一名赤网，一名菟累。生朝鲜川泽田野，蔓延草木之上，色黄而细为赤网，色浅而大为菟累。九月采实，曝干。（得酒良，薯蓣、松脂为之使，恶　菌，宜丸不宜煮。）』

《雷公炮制药性解》：『味甘辛，性平无毒，入肾经。主男子肾虚精寒，腰膝冷痛，茎中寒，精自出，溺有余沥，鬼交泄精，久服强阴坚骨，驻颜明目轻身，令人多子。』

《本草备要》：『平补三阴。甘辛和平。凝正阳之气，入足三阴（脾、肝、肾）。强阴益精，温而不燥，不助相火。治五劳七伤，精寒淋沥，口苦燥渴（脾虚肾燥而生内热，菟丝益阴清热）。祛风明目，补卫气，助筋脉，益气力，肥健人。』

十二、沙苑子

为豆科植物扁茎黄芪的成熟种子。主产陕西（潼关），又名潼蒺藜。河北、辽宁、山西、内蒙古等省区亦产（图33-12）。

［性味归经］甘、涩、温。归肝、肾经。

［功效］补肾阳，益肾精，养肝，明目，固精，缩尿，止带。

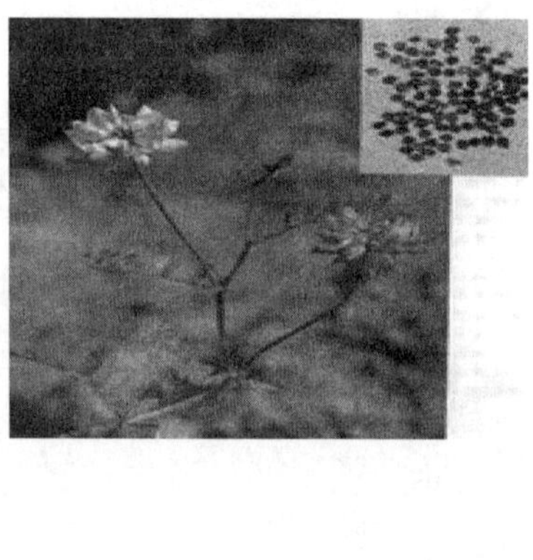

图33-12　沙苑子

［应用］主治肾虚证。本品甘温补益，兼具涩性，既能补肾阳，益肾精，又能固精、缩尿、止带，所谓『补涩并治』。对肾虚不固之遗精滑精、遗尿尿频、白带过多，有标本兼顾之效，常与其他补肾固涩之品配伍。如治肾关不固，遗精滑泄，《医方集解》金锁固精丸以之与芡实、莲子、龙骨、牡蛎等品同用。治肾虚遗尿，常以之与山茱萸、桑螵蛸、覆盆子等药配伍。治肾虚白带过多，以之与鹿茸、菟丝子等药同用。此外，对肾虚腰痛，本品略具止痛作用。

又本品虽不长于壮阳起痿，但肾虚精亏之阳痿亦可用本品以补肾益精。

主治肝肾不足，目暗不明。本品入肝肾经，既能补肝，又可益肾，还能明目，故可用治肝肾不足，目失所养，目暗不明，视力减退，常与补肝肾、益精血、明目的枸杞子、菟丝子、菊花等药配伍。

［用法用量］煎服，10～15 g。

始载于《图经本草》：『又一种白蒺藜，今生同州沙苑，牧马草地最多，而近道亦有之。』

《本草纲目》：『补肾，治腰痛泄精，虚损劳乏。』『古方补肾治风，皆用刺蒺藜。后世补肾多用沙苑蒺藜，或以熬膏和药，恐其功亦不甚相远也。』

《本草汇言》：『味甘、兼苦，色黑绿，形如羊肾，细如蚕子，与藻子酷相类，但马藻子形非羊肾，稍粗大耳，须细辨之。沙苑蒺藜补肾涩精之药也（李时珍）。其气清香，能养肝明目（陆平林渠），润泽瞳仁，色黑象肾，能补肾固精，强阳有子，不烈不燥，兼止小便遗沥，乃和平柔润之剂也。』

十三、杜仲

为杜仲科植物杜仲的树皮。主产于湖北、四川、贵州、云南、陕西等省（图33-13）。

［性味归经］甘，温。归肝、肾经。

［功效］补肝肾，强筋骨，安胎。

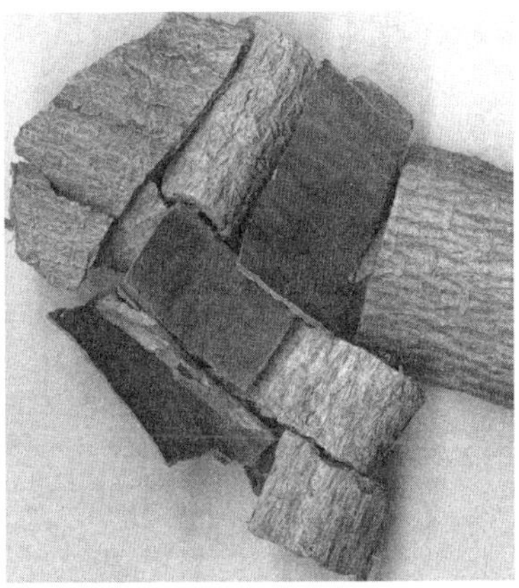

图33-13　杜仲

［应用］主治肝肾不足，筋骨不健。本品既能补肝肾，又长于强劲骨，故以治肝肾亏虚之腰膝酸痛，下肢疲软见长，单用即有效，或与其他补肝肾、强筋骨之品同用。如杜仲酒等。其它如《和剂局方》青娥丸，以之与胡桃肉、补骨脂同用，治肾虚腰痛脚软。若风湿日久，肝肾亏虚，腰膝冷痛，肢节屈伸不利，痿软无力者，本品可与祛风湿、补肝肾、强筋骨药同用，如《千金方》独活寄生汤，以之与独活、桑寄生、牛膝、熟地黄等品同用。

主治肝肾亏虚，胎动不安，胎漏下血，或滑胎。本品能补益肝肾，调理冲任，固经安胎，故可用治肝肾亏虚，冲任不固，胎动不安，胎漏下血，或滑胎，单用即可有效，亦可与续断、菟丝子、桑寄生等其他补肝肾、安胎之品同用。如《中医妇科治疗学》补肾安胎饮以之与菟丝子、续断等品同用，治肾虚胎动不安，时或阴道流血者；《叶氏女科》固胎丸以之与续断、黄芪、当归等品同用，治滑胎。此外，治疗劳伤所致之胎动不安，本品亦可与活血、养血、安胎之当归、川芎、阿胶、菟丝子等品配伍。

此外，本品现代临床用于高血压病，有较好的降血压作用。因其长于补肝肾，故尤宜于高血压病有肝肾不足表现者，单用或入复方应用。

［用法用量］煎服，10 ~ 15 g。

《神农本草经》：『主腰脊痛，补中益精气，坚筋骨，强志。除阴下痒湿，小便余沥。』

《名医别录》：『治脚中酸痛，不欲践地。』

《本草经集注》：『味辛、甘，平、温，无毒。主治腰脊痛，补中，益精气，坚筋骨，强志，除阴下痒湿，小便余沥。脚中酸疼痛，不欲践地。久服轻身，耐老。』

《本草备要》：『补腰膝。甘温能补，微辛能润。色紫入肝经气分。润肝燥，补肝虚。子能令母实，故兼补肾。肝充则筋健，肾充则骨强，能使筋骨相著（皮中有丝，有筋骨相著之象）。』

十四、冬虫夏草

为麦角菌科真菌冬虫夏草菌，寄生在蝙蝠蛾科昆虫幼虫上的子座及幼虫尸体的复合体。主产于四川、青海、西藏等省区，甘肃、云南、贵州等省亦产（图33-14）。

［性味归经］甘，平。归肾、肺经。

［功效］补肾阳，益肾精，阴阳并补，不热不燥，补肺气，止血化痰，止咳平喘。

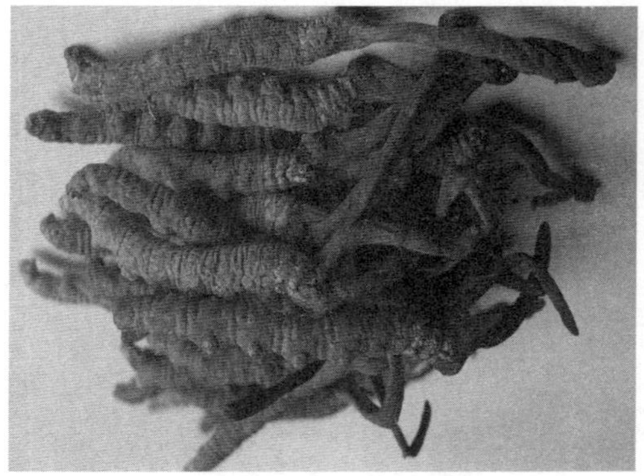

图33-14　冬虫夏草

［应用］冬虫夏草是当今『炒』的很热、很贵的珍贵中药，补益力强，且不热不燥，很小的量就能有很大的效果，所以价格高升是不足为怪的。

主治肺虚或肺肾两虚之久咳虚喘，劳咳痰血。本品甘平，主入肾肺二经，能补肾阳，益肾精，补肺气，止血化痰，止咳平喘，为平补肺肾之佳品。对肺虚久咳，能补肺气，化痰止咳，可单用常服。因其兼能止血，也可用治劳嗽痰血，宜与北沙参、南沙参、川贝母、麦冬等养阴清肺、化痰止咳药同用。若属气阴两虚者，宜与西洋参、北沙参、川贝母、阿胶等益气养阴、清肺化痰、止咳止血之同用。若肺虚及肾，肾不纳气，虚喘短气者，又能补肺益肾，纳气平喘，宜与蛤蚧、山药、川贝母等补益肺肾、化痰止咳平喘药配伍。

主治肾虚阳痿，早泄精薄。本品既能补肾阳，又能补肾精。对肾阳不足，肾精亏虚所致的阳痿、早泄、精薄，有补肾助阳、起痿添精之效。可单用浸酒服，或与菟丝子、巴戟天、淫羊藿等补肾益精壮阳之同用。

此外，病后体虚不符，易感外邪者，可用本品与鸭、鸡、猪肉等炖服，或为散剂常服，有补肾固本、补肺益卫、促进机体功能恢复之功。

[用法用量] 煎服或炖服，5~10 g。或入丸、散、酒剂。

冬虫夏草始载于《本草从新》：『保肺益肾，止血化痰，已劳嗽。』《本草征要》：『味甘，性温，入肺、肾二经。补肺益肾，止血化痰。气短喘咳可止，已入虚损可还。能健腰膝软弱，可转憔悴之颜。　此物乃阴阳双补之品，性温而润，既补肺阴，又纳肾阳；益上焦之阴，补下焦之阳。乃虚损劳劫不可或少之品也。』

《药性考》：『秘精益气，专补命门。』

十五、当归

为伞形科植物当归的根。主产于甘肃、云南、四川、陕西等地（图33-15）。

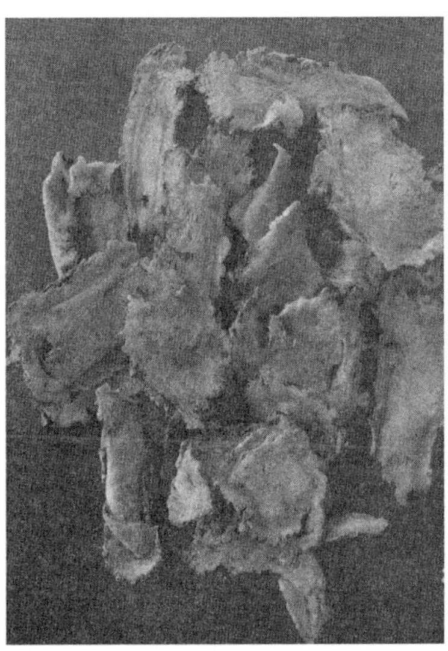

图33-15　当归

[性味归经] 甘、辛，温。归心、肝经。

[功效] 补血，活血，调经，止痛，润肠。

［应用］主治血虚证。本品甘温质润，功擅补血，中医称为补血第一要药。主治因血虚引起的面色㿠白、面色萎黄、眼干眩晕、失眠心悸等症，如著名的《和剂局方》四物汤，与熟地黄、白芍、川芎等同用。治疗血虚兼见气虚者，宜与补其之品同用，如《内外伤辨惑论》当归补血汤以之与黄芪同用。

主治妇科月经诸病，如月经不调，经少，经闭，痛经等。本品补血活血，又能止痛调经，为妇科调经要药。其补中有行，行中有补，无论血虚或血瘀所致的月经不调、痛经、经少、经闭等，皆可使用。本品温通散寒，尤宜用治血虚寒凝或寒凝血瘀所致月经不调、经少、经闭、痛经等。治血虚寒凝瘀阻的月经病，与温经散寒之品配伍，如《金匮要略》温经汤以之与吴茱萸、桂枝、川芎等同用；治疗肝郁气滞、瘀血内阻的月经病，则与疏肝理气之品配伍，如《和剂局方》逍遥散以之与柴胡等同用。当归被历代中医称为妇科第一要药，故除为妇女调经之用外，还可用于治疗胎前产后诸症。

主治血虚、血瘀兼寒凝所致诸痛症。本品功擅活血止痛，温散寒凝，且能补血。主治因血虚、血瘀兼寒凝所致的各种疼痛，并应根据疼痛原因及部位作相应配伍。治血虚有寒之腹痛，与温中散寒之品配伍，如《金匮要略》当归生姜羊肉汤，以之与生姜、羊肉同用。治寒凝血脉不利之痹痛，常与散寒通络药配伍，如《伤寒论》当归四逆汤以之与桂枝、芍药等药同用。治跌打损伤的瘀肿疼痛，可与活血止痛药配伍，如《伤科大成》活血止痛汤，以之与乳香、苏木、土鳖虫等同用；若与接骨疗伤的药物配伍，可治疗骨折伤痛，如常以此药与自然铜、骨碎补等同用。

本品既能活血消肿止痛，又能补血生肌。因其性温而偏补血扶正，故用治疮疡以血虚气弱之疮疡脓成不溃或久溃不敛等症为宜。治疮疡脓成不溃，常与补气托毒、活血透脓之品配伍，如《外科正宗》透脓散，以本品与黄芪、川芎、皂角刺同用；治疮疡久溃不敛，与补益气血之品配伍，如《和剂局方》十全大补汤以之与人参、熟地黄、肉桂等同用。若用治疮疡热毒炽盛、红肿热痛之症，虽可酌情选用本品，但必须配伍清热解毒、消肿疗疮之品，如《校注妇人良方》仙方活命饮，以本品与金银花、天花粉等同用。

主治肠燥便秘。津血同源，血虚可致肠液亏乏，以致便秘。以本品与肉苁蓉配伍，名归芸丸，滋肾养血，润肠通便，为老年人常服之品。

［用法用量］煎服，6~12 g。本品一般生用；酒炒当归长于活血。

始载于《神农本草经》：『主咳逆上气……妇人漏下，绝子，诸恶疮疡、金疮。煮饮之。一名干归。』

《本草经集注》：『味甘、辛，温、大温，无毒。主治咳逆上气，温疟寒热洗洗在皮肤中，妇人漏下绝子，诸恶疮疡，金疮，煮饮之。温中止痛，除客血内塞，中风痉，汗不出，湿痹，中恶，客气虚冷，补五脏，生肌肉。』

《名医别录》：『味辛，大温，无毒。主温中，止痛，除客血内塞，中风痉，汗不出，湿痹，中恶，客气虚冷，补五脏，生肌肉。』

《本草征要》：『味甘、辛，性温，无毒。入心、肝、脾三经。去瘀生新，舒筋润肠。温中止心腹之痛，养营疗肢节之疼。外科排脓止痛，女科沥血崩中。』

《本草纲目》：『治头痛、心腹诸痛，润肠胃、筋骨、皮肤，治痈疽，排脓止痛，和血补血。』

十六、熟地黄

为玄参科植物地黄的根茎，经加工蒸晒而成。主产于河南、浙江等地（图33-16）。

［性味归经］甘，微温。归肝、肾经。

［功效］补血，滋阴，益精。

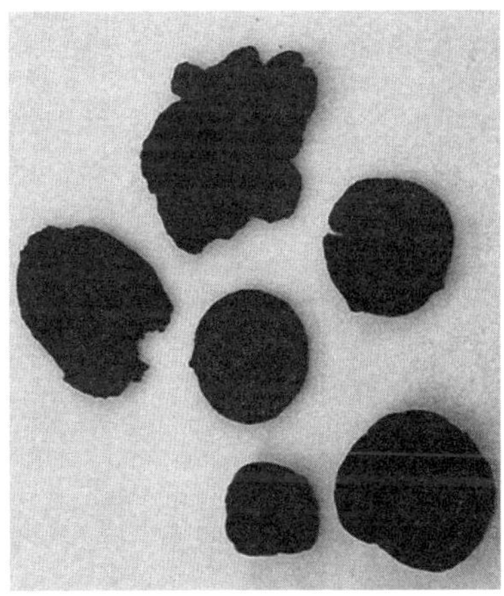

图33-16　熟地黄

［应用］主治血虚证。本品甘而微温，味厚柔润，为补血要药。主治血虚所致面色萎黄、眩晕、心悸、月经不调等症，常与其他补血活血药同用，如著名的四物汤，以本品与当归、川芎、白芍等同用。若气血两虚，精神怠倦，面色无华，宜与补气之品同用，如八珍汤、十全大补汤等。

肝肾阴虚证。本品为补肾精、养肝血的第一药品，尤以滋肾见长，为治肾阴亏虚之常用药。主治肝肾阴虚，腰膝酸软，耳聋耳鸣，舌红少苔或虚火内动，骨蒸潮热，手足心热等症，常与其他滋肾、泻火之品配伍，如著名的六味地黄丸，即与山茱萸、泽泻等药同用。

精血亏虚证。肝肾同源，乙癸同源，本品能补益精血，主治精血亏虚，腰膝酸软，须发早白，小耳发育迟缓等，常与补肝血、补肾精之品配伍，如当归、首乌等。

［用法用量］煎服，10—30 g。

《本草拾遗》："温补。"

《珍珠囊》："大补血虚不足，通血脉，益气力。"

《本草纲目》："填骨髓，长肌肉，生精血。补五脏内伤不足，通血脉，利耳目，黑须发。"

《本草备要》："平补肝肾，养血滋阴，甘而微温。入手足少阴、厥阴经。滋肾水，补真阴，填骨髓，生精血，聪耳明目（耳为肾窍，目为肝窍。目得血而能视。耳得血而能聪），黑发乌髭。治劳伤风痹，胎产百病，为补血之上剂。"

《珍珠囊补遗药性赋》："熟地黄，味甘苦性温无毒。沉也，阴也。其用有四：活血气，封填骨髓；滋肾水，补益真阴；伤寒后腰骨最痛；新产后脐腹难禁。"

十七、何首乌

为蓼科植物和的块根。主产于河南、湖北、广西、贵州、四川、江苏等地（图33-17）。

［性味归经］苦、甘、涩，微温。归肝，肾经。

［功效］补血益精，治疟解毒，润肠通便。

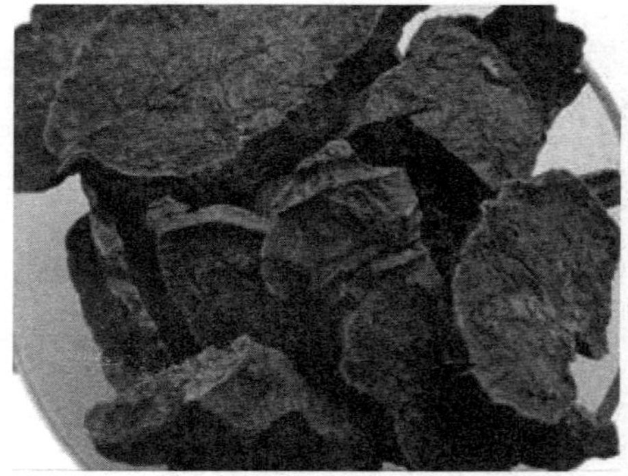

图33-17　何首乌

［应用］主治精亏血虚证。制首乌功擅养血补肝、固肾益精、收敛精气，且具不燥不腻之特点，为滋补良品。主治精亏血虚，眩晕耳鸣、腰膝酸软、须发早白等症，常与其他补肝固肾、益精养血之品配伍，如《积善堂经验方》七宝美髯丹，以本品与枸杞子、菟丝子、当归等同用。

主治久疟，痈疽，瘰疬。生首乌、制首乌均能治疟，以久疟不止，属气血双亏者为佳，宜与补益气血之药配伍，如《景岳全书》何人饮，用何首乌与人参、当归等同用；生首乌又能解毒散结，既治疮痈，又散瘰疬。可与清热燥湿、祛风止痒药配伍，如《外科精义》何首乌散，以其与苦参、防风，薄荷等同用；治瘰疬结核，可与其他解毒散结药配伍，如以本品与夏枯草、土贝母等同用。

主治虚弱便秘。生首乌苦泄甘润，既润燥通便。治精血亏虚而大便秘结者，可单用或与当归、火麻仁等补血、润肠通便药同用。

［用法用量］煎服，10～30 g。本品制用补益精血；生用治疟解毒、润肠通便。

《证类本草》：『味苦、涩，微温，无毒。主瘰疬，消痈肿，疗头面风疮，五痔，止心痛，益血气，黑髭鬓，悦颜色。久服长筋骨，益精髓，延年不老。亦治妇人产后及带下诸疾。』

《本草纲目·卷十八》：『白者入气分，赤者入血分。肾主闭藏，肝主疏泄，此物气温味苦涩，苦补肾，温补肝，能收敛精气，所以能养血益肝，固精益肾，健筋骨，乌发，为滋补良药，不寒不燥，功在地黄、天门冬诸药之上。气血太和，则风虚、痈肿、瘰疬诸疾可知矣。』

《神农本草经疏》：『味苦、涩，微温，无毒。主瘰疬，消痈肿，疗头面风疮，五痔。主心痛，益血气，黑髭鬓，悦颜色，久服长筋骨，益精髓，延年不老。亦治妇人产后及带下诸疾。』

《神农本草经疏》：『味苦、涩，微温，无毒。主瘰疬，消痈肿，疗头面风疮，五痔。主心痛，益血气，黑髭鬓，悦颜色，久服长筋骨，益精髓，延年不老。亦治妇人产后及带下诸疾。』

十八、阿胶

为马科动物驴的去毛之皮经熬制而成的固体胶。主产于山东、浙江（图33～18）。

［性味归经］甘，平。归肺、肝、肾经。

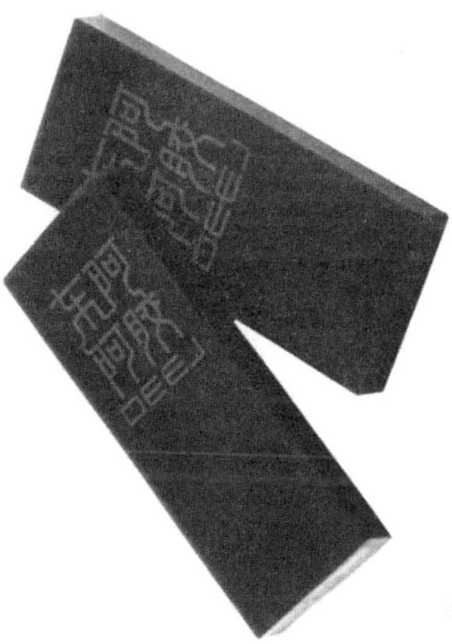

图33-18　阿胶

［功效］补血，止血，滋阴。

［应用］主治血虚证。本品味甘性平，为血肉有情之品，历来以此为补血要品。治血虚诸证，单用黄酒炖服有效。或与其他补血之品配伍，可增补血之功，如阿胶四物汤，即以本药与当归、白芍、熟地黄等同用。

主治出血证。本品又为止血良药，多用于出血兼见阴血亏损者。治吐血不止，与凉血止血药配伍，如《千金方》以其与生地、蒲黄同用。治肺虚咳血者，与补气润肺止血药配伍，如《直指方》阿胶散，以其与人参、五味子、天冬、白及等同用。治便血不止，与补血活血之品配伍，如《圣济总录》阿胶芎药汤，其与当归、赤芍同用。治月经过多、崩漏及妊娠或产后下血，宜与补血调经、止血安胎之品配伍，如《金匮要略》胶艾汤，其与当归、地黄、艾炭、川芎等同用。

主治阴虚证。本品长于滋阴。治阴虚火旺，心烦不眠，常与清心安神之品配伍，如《伤寒论》黄连阿胶汤，其与黄连、黄芩、鸡子黄同用。治阴血亏虚，虚风内动，手足瘈疭，与滋阴息风药配伍，如《温病条辨》大定风珠，其与龟甲、牡蛎、白芍、麦冬等同用。

本品尤善滋肺阴，润肺燥。治肺虚火盛，干咳少痰，或痰中带血，与清肺宁咳之品配伍，如《小儿药证直诀》阿胶散，与牛蒡子、杏仁等同用。治肺肾阴虚，劳嗽咳血，与滋阴润肺镇咳药配伍，如《医学心悟》月华丸，与天冬、麦冬、川贝母、百部等同用。若治燥邪伤肺，干咳少痰、咽干鼻燥，与清肺润燥药配伍，如《医门法律》清燥救肺汤，常与桑叶、石膏、麦冬等同用。

［用法用量］入汤剂，5～15 g，烊化冲服。

《神农本草经》：『主心腹内崩，劳极洒洒如疟状，腰腹痛，四肢酸痛，女子下血，安胎。』

《名医别录》：『主丈夫小腹痛，虚劳羸瘦，阴气不足，脚酸不能久立，养肝气。』

《本草经集注》：『味甘，平、微温，无毒。主治心腹内崩，劳极洒洒如疟状，腰腹痛，四肢酸疼，女子下血，安胎。丈夫少腹痛，虚劳羸瘦，阴气不足，脚酸不能久立，养肝气。久服轻身，益气。』

《雷公炮制药性解》：『味甘咸，性微温无毒，入肺肝肾三经。主风淫木旺，肢节痿疼，火盛金衰，喘嗽痰血，补劳伤疗崩带，滋肾安胎，益气止痢。明澈如水，质脆易断者真。』

十九、枸杞子

为茄科植物宁夏枸杞的成熟果实。主产于宁夏、内蒙古、甘肃等地（图33-19）。

［性味归经］甘，平。归肝、肾经。

［功效］补肝肾，益精血，明目。

［应用］主治精亏血虚诸证。本品入肝肾二经，善滋肾、益精、养血，为养血补精之要药。治肝肾精血亏损者，单味药使用即可有效，如《饮膳正要》枸杞酒，即以单味

枸杞浸酒服用；或与其他补益精血药同用，如《奇效良方》二精丸，即本品与黄精同用。治肝肾阴虚之腰膝酸软、遗精等症，与滋阴补肾之品配伍，如《古今录验方》枸杞丸，其与天冬、地黄同用。治肾精不足，腰酸遗泄、自汗盗汗、耳聋眼花等症，与其他滋肾益精之品配伍，如《景岳全书》左归丸，与熟地、龟甲胶等同用。治血虚萎黄，失眠多梦，常与养血安神之品同用。

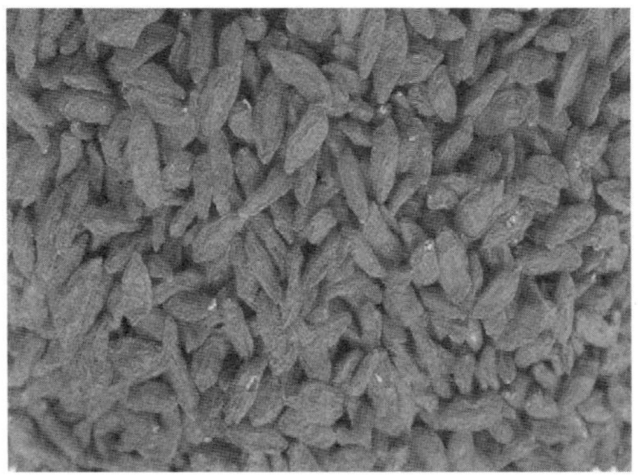

图33-19　枸杞子

主治肝肾虚亏之眼目昏花。本品长于补肝肾、明目，为肝肾亏虚，眼目昏花、视力减退之常用药。常与其他补肝肾明目药同用，如临床上常用的杞菊地黄丸，与菊花、熟地、山萸肉等同用。

［用法用量］煎服，10～15 g。

《神农本草经》：『味苦，寒。主五内邪气，热中消渴，周痹。久服，坚筋骨，轻身，不老（《御览》作耐老）。一名杞根，一名地骨，一名枸杞，一名地辅。生平泽。』

《本草经集注》：『味苦，寒，根大寒，子微寒，无毒。主治五内邪气，热中，消渴，周痹。风湿，下胸胁气，客热，头痛，补内伤，大劳、嘘吸，坚筋骨，强阴，利大小肠。久服坚筋骨，轻身，耐老，耐寒暑。冬采根，春、夏采叶，秋采茎、实，阴干。』

《名医别录》：『根大寒，子微寒，无毒。主治风湿，下胸胁气，客热头痛，补内伤，大劳、嘘吸，坚筋骨，强阴，利大小肠。久服耐寒暑。』

《本草蒙筌》：『味甘、苦，气微寒。无毒。近道田侧俱有，甘肃州（并属陕西）者独佳。春生嫩苗，作茹爽口。秋结赤实，入药益人。依时采收，曝干选用。紫熟味甜，粗小膏润者有力；赤黯味淡，颗大枯燥者无能。今市家多以蜜拌欺人，不可不细认尔。去净梗蒂，任作散丸。明耳目安神，耐寒暑延寿。添精固髓，健骨强筋。滋阴不致阳衰，兴阳常使阳举。谚云：离家千里，勿服枸杞，亦以其能助阳也。更止消渴，尤补劳伤。叶捣汁注目中，能除风痒去膜。若作茶啜喉内，亦解消渴强阴。诸毒烦闷善驱，面毒发热立却。叶上虫窠子收曝，可同干地黄作丸。不厌酒吞，甚益阳事。茎名仙人杖须识，皮肤骨节风能追。热毒兼消，疮肿可散。地骨皮者，性甚寒凉。即此根名，惟取皮用。经入少阴肾脏，并手少阳三焦。解传尸有汗，肌热骨蒸；疗在表无寒，风湿周痹。去五内邪热，利大小二便。强阴强筋，凉血凉骨。』

《本草易读》：『甘，平，无毒。滋肾润肺，益精明目；坚筋立骨，除风治劳。嗌干心痛最宜，渴饮消中亦效。』

《雷公炮制药性解》：『味苦甘，性微寒无毒，入肝肾二经。主五内邪热，烦躁消渴，周痹风湿，下胸胁气，除头痛，明眼目，补劳伤，坚筋骨，益精髓，壮心气，强阴益智，去皮肤骨节间风，散疮肿热毒。久服延年，恶乳酪，解面毒。』

《本草新编》：『枸杞子，味甘、苦，气微温，无毒。甘肃者佳。入肾、肝二经。明耳目，安神，耐寒暑，延寿，添精固髓，健骨强筋。滋阴不致阴衰，兴阳常使阳举。更止消渴，尤补劳伤。』

《本草备要》：『平补而润，润肺清肝，滋肾益气，生精助阳，补虚劳，强筋骨（肝主筋，肾主骨），去风明目（目为肝窍，瞳子属肾），利大小肠。治嗌干消渴（昂按：古谚有云，出家千里，勿食枸杞。其色赤属火，能补精壮阳。然气味甘寒而性润，仍是补水之药，所以能滋肾、益肝、明目而治消渴也）。』

《本草经解》：『气寒。味苦。无毒。主五内邪气。热中消渴。周痹风湿。久服坚筋骨。轻身不老。耐寒暑。枸杞子气寒。禀天冬寒之水气。入足少阴肾经。味苦无毒。得地南方之火味。入手少阴心经。气味俱降。阴也。五内者五脏之内也。邪气者邪热之气也。盖五内为藏阴之地。阴虚所以有热邪也。其主之者。苦寒清热也。心为君火。肾为寒水。水不制火。火烁津液。则病热中消渴。其主之者。味苦可以清热。气寒可以益水也。水益火清。消渴自止。其主周痹风湿者。痹为闭症。血枯不运。而风湿乘之也。治风先治血。血行风湿灭也。杞子苦寒益血。所以治痹。久服苦益心。寒益肾。心肾交。则水火宁而筋骨坚。筋骨健则身自轻。血足则色华。所以不老。耐寒暑者。气寒益肾。肾水足可以耐暑。味苦益心。心火宁可以耐寒也。』

《本草择要纲目》：『坚筋骨。除风去虚劳。补精气。滋肾润肺。益阳事。祛下焦肝肾虚热。盖枸杞之苗。乃天之精。苦甘而凉。上焦心肺客热者宜之。枸杞之根乃地骨皮。甘淡而寒。下焦肝肾虚热者宜之。是皆三焦气分之药。所谓热淫于内。佐以甘寒也。至于子则甘平而润。性滋而补。专能补肾润肺。生精益气。所谓精不足者补之以味也。』

二十、天冬

为百合科植物天门冬的块根。主产于贵州、四川、广西等地（图33-20）。

［性味归经］甘、苦、寒。归肺、肾、胃、肾经。

［功效］养阴润肺，益胃生津。

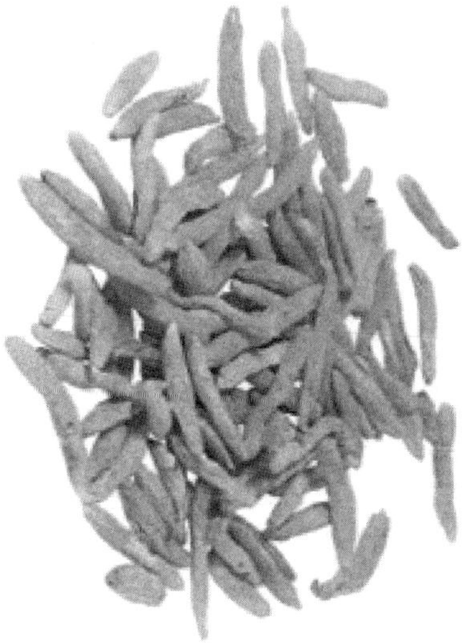

图33-20 天冬

［应用］主治肺燥咳嗽，阴虚咳嗽。本品甘苦性寒，既养肺阴，润肺燥，又清肺热，功用甚于麦冬，当然，也可与麦冬同用，如《张氏医通》的二冬膏，滋阴润燥，治疗干咳无痰、痰中带血等用。本品又可入肾，善滋肺肾之阴，兼清金降火。亦宜于肺肾阴虚之咳嗽。治阴虚劳嗽，痰中带血，常与养阴润肺、止嗽止血之品配伍，如《医学心语》月华丸，其与麦冬、生地、百部、阿胶等同用；若肾阴亏虚，久咳不愈，常与滋肾补气之品配伍，如《症因脉治》三才封髓丹，其与熟地、人参通用。

主治热病伤阴口渴，消渴证。本品又善滋胃阴、清胃热、生津止渴。治热病伤阴口渴，舌红少苔，可单味应用，或与麦冬、生地等养阴生津之品同用。治气阴两虚消渴，与党参、黄芪、生地、麦冬等益气生津之品通用。

此外，本品柔润多汁，滋阴清热，亦用治热伤津液的肠燥便秘。

［用法用量］煎服，10～15 g。

《神农本草经》：『主诸暴风湿偏痹，强骨健，杀三虫，去伏尸。』

《名医别录》：『保定肺气，去寒热，养肌肤，益气力，利小便，冷而能补。』

《本草分经》：『甘苦大寒，入肺经气分，益水之上源而下通肾，清金降火，润燥滋阴，消痰止血，杀虫，去肾家湿热，治喘嗽骨蒸一切阴虚有火诸症。』

二十一、石斛

为兰科植物环草石斛、马鞭石斛、黄草石斛、铁皮石斛或金钗石斛的茎。主产于四川、云南、贵州、广西、广东、湖北等地（图33-21）。

［性味归经］甘，微寒。归胃、肾经。

［功效］滋阴除热，益胃生津。

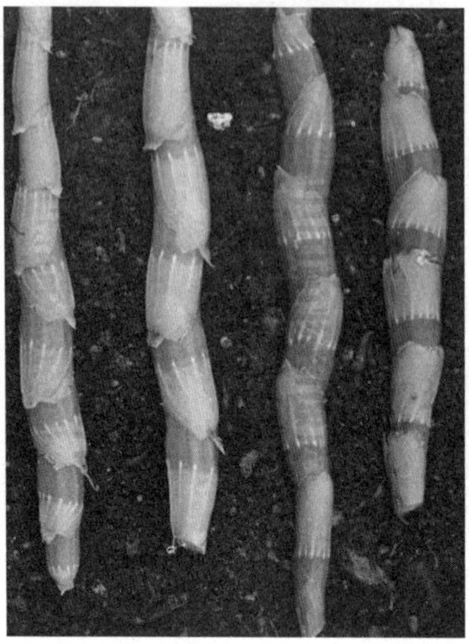

图33-21　石斛

［应用］主治阴虚发热证。本品既滋肾阴，又退虚热。治阴虚内热，虚热不退，常与其他养阴退虚热之品，如生地、麦冬、青蒿、白薇等配伍。因其具有滋阴、除热、生津之功，亦可用治热病伤阴，低热烦渴、舌红少苔，常与滋阴降火、清热生津之品配伍，如《时病论》清热保津法，其与天花粉、鲜生地、麦冬等通用。

主治胃阴虚证。本品养阴生津，为治胃阴虚证之要药。胃阴亏虚，口燥咽干、舌红少津，单用煎汤代茶饮服，或与其它养阴生津之品通用，如配伍麦冬、玉竹等。

［用法用量］煎服，10 ~ 15 g，鲜品15 ~ 30 g。

《神农本草经》：『主伤中，除痹下气，补五脏虚劳羸瘦，强阴，久服厚肠胃。』

《名医别录》：『益精，补内绝不足，平胃气，长肌肉，逐皮肤邪热痱气，脚膝疼冷痹弱，定志除惊。』

《本草经集注》：『味甘，平，无毒。主治伤中，除痹，下气，补五脏虚劳羸瘦，强阴。益精，补内绝不足，平胃气，长肌肉，逐皮肤邪热痱气，脚膝疼冷痹弱。久服厚肠胃，轻身，延年，定志除惊。』

《本草通玄》甘而微咸，脾、肾药也。益中气，厚肠胃，长肌肉，逐邪热，壮筋骨，强腰膝。石斛甘可悦脾，咸能益肾，故多功于水土二脏。』

《神农本草经读》：『气味甘、平，无毒。主伤中，除痹，下气，补五脏虚劳羸瘦，强阴益精。久服厚肠胃。』

《本草征要》：『味甘，性平，无毒。入胃、肾二经。清胃生肌，逐皮肤虚热。强肾益精，疗脚膝痹弱。厚肠止泻，安神定惊。益阴也，而愈伤中；清肺也，则能下气。

入胃清湿热，故理痹证泄泻；入肾强阴，故理精衰骨痛；其安神定惊，兼入心也。』

二十二、黄精

为百合科植物滇黄精、黄精或多花黄精的根茎。主产于贵州、云南、河北、内蒙古、浙江、安徽、湖南等地（图33-22）。

［性味归经］甘，平。归脾、肺、肾经。

［功效］滋阴益精，补脾益气。

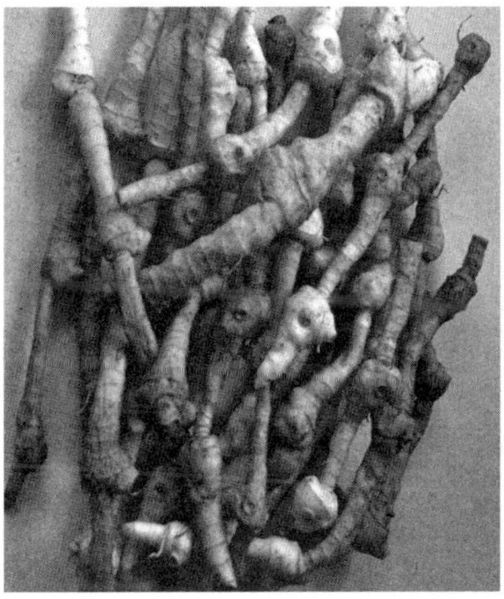

图33-22　黄精

［应用］主治肺虚燥咳，阴虚咳嗽。本品甘平，功能滋润肺阴，又兼益气。治燥伤肺阴，干咳无痰，或痰少而粘，鼻燥咽干喉痒，常与润肺止渴之品配伍，如桑叶、杏仁、沙参等。本品长于滋阴润肺，为治阴虚劳嗽之良药。治阴虚劳嗽，久咳不止，可单味熬膏服，如配伍沙参、知母、川贝母、百部等滋阴清热、润肺止咳药同用。

主治肾虚精亏证，消渴。本品长于滋阴，历来被前人用作补肾填精、强壮固本之品。治肾经亏虚所致腰酸足软、头晕耳鸣、须发早白等症，单用或与其它补肾填精之品配伍，如《奇效良方》二精丸，其与枸杞子通用。治阴虚消渴，大量单用有效，或与滋阴清热之品，如生地、麦冬、石斛、天花粉等同用。

主治脾胃虚弱证。本品既补脾胃之气，又养脾胃之阴，为治脾胃虚弱之良药。治脾胃气虚，倦怠乏力、食欲不振、脉虚无力，常与党参、茯苓、白术等益气健脾药同用。治脾胃阴伤津亏所致口干食少、饮食无味、舌红少苔等症，多与玉竹、麦冬、石斛等滋阴生津药同用。

［用法用量］煎服，10 ~ 15 g。

《名医别录》：『主补中益气，除风湿，安五脏，久服轻身延年。』

《本草纲目》：『补诸虚，止寒热，填精髓，下三尸虫。』

《本草经集注》：『味甘，平，无毒。主补中益气，除风湿，安五脏。久服轻身，延年，不饥。』

《雷公炮制药性解》：『味甘，性平无毒，入脾肺二经。补中益气，除风湿，安五脏，驻颜色，久服延年。』

《本草从新》：『平补气血而润。甘平。补中益气。安五脏。益脾胃。润心肺。填精髓。助筋骨。除风湿。下三尸虫。以其得坤土之精粹。久服不饥。（气满则不饥。）却病延年。』

二十三、墨旱莲

为菊科植物鳢肠的地上部分。全国大部分地区均产。主产于江苏、浙江、江西、湖北等地（图33-23）。

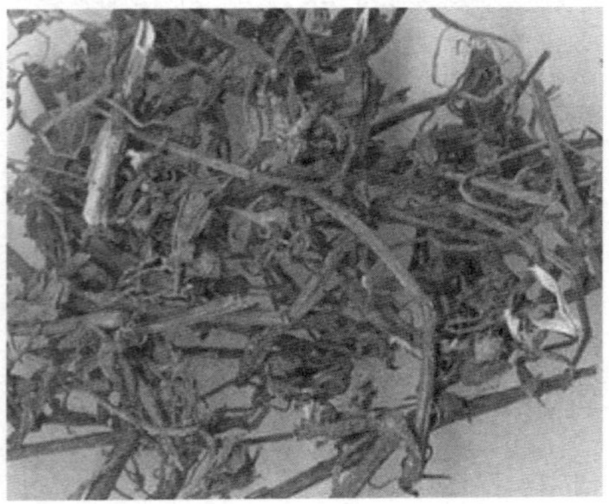

图33-23　墨旱莲

［性味归经］甘、酸，寒。归肝、肾经。

［功效］滋补肝肾，凉血止血。

［应用］主治肝肾阴虚证。本品甘酸性寒，功善滋补肝肾之阴，多用治肝肾阴虚所致头晕目眩、视物昏花、须发早白、腰膝酸软等症，可单用，如古有单味药的旱莲膏；或与其它滋补肝肾之品配伍，如《医方集解》二至丸，与女贞子同用。

主治出血证。本品性质寒凉，既滋阴清热，又凉血止血，常用于血热或阴虚血热所致的各种出血证。单用有效，或鲜品绞汁，或干品水煎。亦可与生地、阿胶、白茅根、蒲黄等滋阴凉血止血之品配伍。鲜品捣烂外敷，止外伤出血。

［用法用量］煎服，10～15 g。

《新修本草》：『主血痢。针灸疮发，洪血不可止者敷之；汁涂发眉，速生而繁。』

《本草纲目·卷十六》：『乌须发，益肾阴。』

《本草备要》：『补肾。甘咸，汁黑。补肾止血，黑发乌髭。』

《本草便读》：『甘酸化阴。凉血有功于肾脏。沉寒色黑。乌须兼固夫齿牙。』

二十四、女贞子

为木樨科植物女贞的成熟果实。主产于浙江、江苏、湖南等地（图33-24）。

［性味归经］甘、苦，凉。归肝、肾经。

［功效］滋补肝肾，明目。

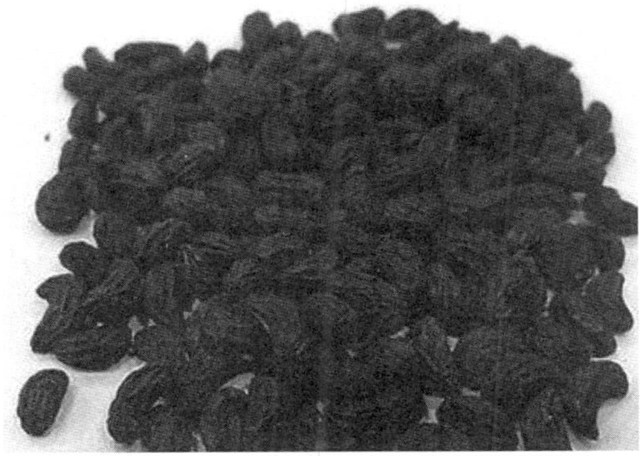

图33-24　女贞子

［应用］主治肝肾阴虚证，阴虚内热证。本品味甘性凉，善补肝肾之阴，为清补之品。治肝肾阴虚所致头晕目眩、视物昏花、须发早白、腰膝酸软等症，可单用泡酒或熬膏服用，或与其它滋补肝肾之品配伍，如《医方集解》二至丸，其与墨旱莲同用。我们在治疗慢性肾脏疾病的临床实践中，常以二至丸配合其它药同用，获得较满意的效果。本品甘补苦泄，功能滋阴退虚热。治阴虚内热，症见潮热，心烦，常与生地、熟地、青蒿、地骨皮等滋阴退虚热之品配伍。

主治视力减退，目暗不明。本品滋补肝肾而明目。治肝肾亏虚所致的视力减退、目暗不明之证，常与熟地、枸杞子、墨旱莲等补肝肾明目药配伍。

［用法用量］煎服，10～15 g。

《神农本草经》：『主补中，安五脏，养精神，除百疾。久服肥健。』

《本草经集注》：『味苦、甘，平，无毒。主治补中，安五脏，养精神，除百疾，久服肥健，轻身，不老，生武陵川谷。立冬采。』

《本草纲目·卷三十六》：『强阴，健腰膝，明目。』

《本草征要》：『滋肝阴以明目，益肾阴以聪耳。黑须发，养精神。膂力加倍，腰膝健壮。』

《雷公炮制药性解》：『味甘苦，性平无毒，入心肝二经。主安五脏，养精神，补阴分，益中气，黑须发，强筋力，去风湿，除百病，久服可延年。』

《本草新编》：『女贞子，味苦、甘，气平，无毒，入肾经。黑须乌发，壮筋强力，安五脏，补中气，除百病，养精神。多服，补血祛风，健身不老。』

《本草类要》：『味苦，气平，入足少阴肾、足厥阴肝经。强筋健骨，秘精壮阳，补益精血，长养精神。』

二十五、龟甲

为龟科动物乌龟的背甲及腹甲。主产于江苏、浙江、安徽、湖北、湖南等地（图33-25）。

［性味归经］甘，咸，寒。归肝、肾、心经。

［功效］滋阴潜阳，益肾健骨，固经止血，养血补心。

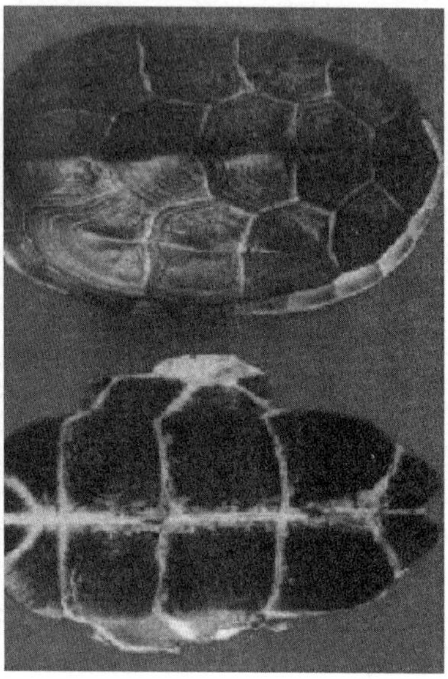

图33-25　龟甲

［应用］主治阴虚阳亢证，虚风内动证，阴虚内热证。本品甘寒质重，『重则沉降』，直入肝肾二经，既滋补肝肾之阴，又镇潜上越之浮阳。临床上治疗肝肾阴虚，肝阳上亢之头晕目眩、面红耳赤、急躁易怒，常与滋阴镇潜之品配伍，如《医学衷中参西录》镇肝熄风汤，其与代赭石、龙骨、天冬、玄参等同用。热病伤阴或久病阴虚动风时，常与滋阴潜阳息风之品配伍，如《温病条辨》三甲复脉汤，其与鳖甲、牡蛎、生地、白芍等同用。治阴虚骨蒸潮热、盗汗遗精，本品有『补水制火之功』，常与其它滋阴退热之品配伍，如《丹溪心法》大补阴丸，其与熟地、知母、黄柏等同用。

主治肾虚骨软证。本品功善滋补肝肾，强筋健骨。治肝肾不足，筋骨失养，腰膝痿弱、步履乏力，或小儿行迟、囟门不合，常与熟地、白芍、续断、杜仲、锁阳等滋阴补肾、强筋骨之品同用。

主治崩漏，月经过多。本品滋肾制火以固冲任，兼能止血，多用治阴虚血热，冲任不固之崩漏、月经过多，常与滋阴清热止血之品配伍，如固经丸，与白芍、黄芩、椿皮等同用。

本品味甘入心，既滋阴，又补心。治心血不足，心失所养，以致惊悸、失眠，常与安神定志之品配伍，如《千金方》孔圣枕中丹，其与石菖蒲、远志、龙骨等同用。

［用法用量］煎服，15 ~ 30 g。生品宜打碎先煎。

始载于《神农本草经》：『主漏下赤白，破癥瘕，痎疟，五痔，阴蚀，湿痹，四肢重弱，小儿囟不合，久服轻身不饥。』

《名医别录》：『主头疮难燥，女子阴疮及惊恚气，心腹痛，不可久立，骨中寒热，伤寒劳复，或肌体寒热欲死。益气资智，亦使人能食。』

《本草经集注》：『味咸、甘，平，有毒。主治漏下赤白，破癥瘕，痎疟，五痔，阴蚀，湿痹，四肢重弱，小儿囟不合。治头疮难燥，女子阴疮及惊恚气，心腹痛不可久立，骨中寒热，伤寒劳复，或肌体寒热欲死，以作汤良。久服轻身，不饥，益气资智，亦使人能食。』

《神农本草经疏》：『味咸、甘，平，有毒。主漏下赤白，破癥瘕，痎疟，五痔，阴蚀，湿痹四肢重弱，小儿囟不合，头疮难燥，女子阴疮，惊恚气，心腹痛，不可久立，骨中寒热，伤寒劳复，或肌体寒热欲死，以作汤良。久服轻身不饥，益气资智，亦使人能食，勿令中湿，中湿即有毒。』

二十六、鳖甲

为鳖科动物鳖的背甲。主产于湖北、安徽、江苏、河南、湖南、浙江、江西等地（图33-26）。

［性味归经］咸，寒。归肝、肾经。

［功效］滋阴潜阳，退虚热，软坚散结。

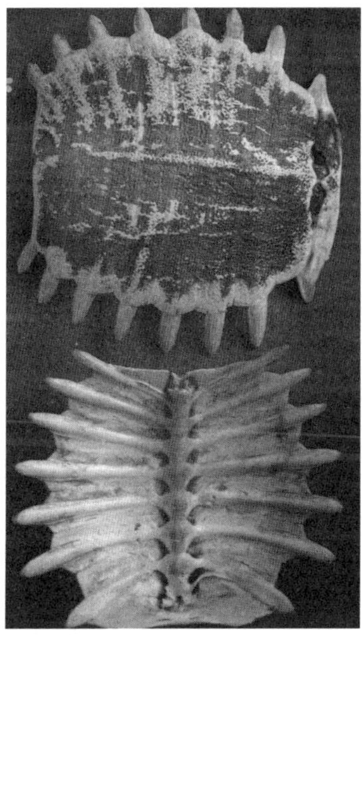

图33-26　鳖甲

［应用］主治阴虚动风证，阴虚内热证。本品咸寒质重直入下焦肝肾，为血肉有情之品，功善滋阴潜阳而息风。治阴虚液亏，筋脉失养之虚风内动，手足蠕动，甚则瘈疭，常与滋阴潜阳息风之品配伍，如《温病条辨》大定风珠，其与龟甲、牡蛎、生地、白芍等同用。本品既滋阴，又善退虚热，治阴虚骨蒸盗汗、低热午后尤甚、唇红颧赤，常与清虚热之品配伍，如《证治准绳》清骨散，其与秦艽、知母、胡黄连等同用。若因热病伤阴，夜热朝凉、热退无汗，舌红少苔，多与滋阴清热之品配伍，如《温病条辨》青蒿鳖甲汤，其与青蒿、丹皮、生地等同用。

主治癥瘕、经闭疟母。本品功善软坚散结。治疟久不愈，胁下痞结成疟母，常与其它活血化瘀之品配伍，如

《金匮要略》鳖甲煎丸，其与土鳖虫、大黄、桃仁等同用。治癥瘕积聚或经闭，亦与破血通经、祛瘀消症瘕之品配伍，如《圣惠方》鳖甲丸，其与桃仁、大黄、麝香等同用。

［用法用量］煎服，15 ~ 30 g。生品宜打碎先煎。本品生用滋阴潜阳；醋炙软坚散结。

始载于《神农本草经》：『味咸，平。主心腹癥瘕坚积、寒热、去痞、息肉、阴蚀、痔、恶肉。』

《本草经集注》：『味咸，平，无毒。主治心腹症瘕，坚积，寒热，去痞，息肉，阴蚀，痔，恶肉。治温疟，血瘕，腰痛，小儿胁下坚。』

《名医别录》：『无毒。疗温疟，血瘕，腰痛，小儿胁下坚。』

《本草通玄》：『咸平，肝经药也。截久疟，消疟毒，破癥瘕，行瘀血，退烦热，补新血。』

二十七、五味子

为木兰科植物五味子或华中五味子的成熟果实。前者习称『北五味子』，主产于东北；后者习称『南五味子』，主产于西南及长江流域以南各省（图33-27）。

［性味归经］酸，甘，温。归肺、心、肾、脾经。

［功效］益气滋肾，止咳，止汗，止泻，涩精，生津，安神。

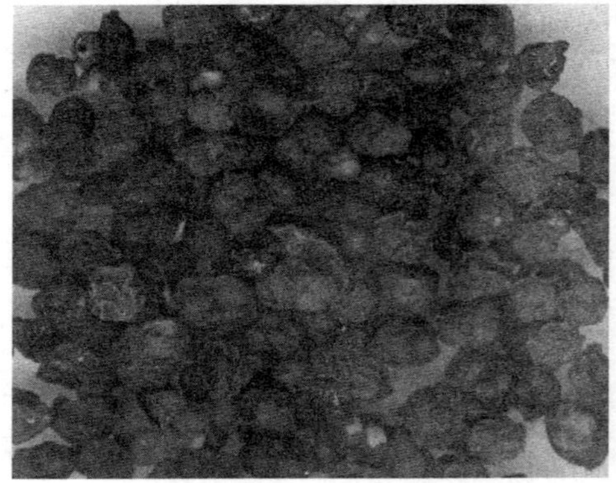

图33-27　五味子

［应用］主治久咳虚喘。本品味酸收敛，甘温而润，入肺能敛肺气，益肺气，主治肺虚久咳，可与其他敛肺止咳药同用，共收益气敛肺止咳之效。如五味子丸。本品既能上敛肺气，又能下滋肾阴，为治疗肺肾两虚，久咳虚喘之要药。治肺肾两虚喘咳，需与滋补肺肾之品同用，共收敛肺滋肾，纳气平喘之功。如七味都气丸，以之配伍山茱萸、熟地、山药等药。本品长于敛肺止咳，但配伍温肺化饮祛痰之品，亦可用于寒饮咳喘等证，如《金匮要略》苓甘五味姜辛汤，以之与干姜、细辛等同用。

主治自汗，盗汗。本品既能益气固表止汗，又能滋阴生津敛汗，其敛汗力强，为治疗虚汗证之常用药物。治气虚自汗津伤者，需与补气养阴之品同用，共收益气固表，养阴生津之功。如《内外伤辨惑论》生脉散，以之与人参、麦冬同用，近年来，该药方研制成针剂、片剂的生脉饮，广受中西医临床的欢迎。治疗肾虚咳喘时，常与滋阴药同用，如麦味地黄丸，以之与熟地黄、山茱萸、麦冬等药同用。

主治久泻不止。本品能涩肠止泻，兼能补益脾肾之气。治脾肾虚寒久泻不止者，常与其它温补固涩之品同用，共收温补脾肾，涩肠止泻之功，如《内科摘要》四神丸，以之与补骨脂、肉豆蔻、吴茱萸配伍，临床疗效颇佳。

主治遗精，滑精。本品能补肾涩精，为治肾虚精关不固的遗精、滑精之常用药。治滑精者，常与温肾涩精之品同用，共收补肾助阳，涩精止遗之功，如《世医得效方》桑螵蛸丸，以之与桑螵蛸、附子、龙骨等配伍。

主治津伤口渴，消渴。本品具有益气生津止渴之功，且有滋肾作用。治热伤气阴，汗多口渴者，常与人参、麦冬等补气养阴之品同用，共收益气养阴生津之功。治阴虚内热，口渴多饮之消渴证，多与滋阴清热之品同用，共收清退虚热，养阴生津之功，如《医学衷中参西录》玉液汤，以之与山药、知母、天花粉等药配伍。

主治心悸、失眠、多梦。本品既能补益心肾，又能宁心安神。治阴血亏损，心神失养，或心肾不交之虚烦心悸、失眠多梦，常与补益心肾之品同用，共收滋养心肾，宁心安神之功，如天王补心丹，以之与麦冬、丹参、生地、酸枣仁等药配伍。

［用法用量］煎服，3～6 g；研末服，1～3 g。

《神农本草经》：『主益气，咳逆上气，劳伤羸瘦，补不足，强阴，益男子精。』

《本草经集注》：『味酸，温，无毒。主益气，咳逆上气，劳伤羸瘦，补不足，强阴，益男子精。养五脏，除热，生阴中肌。』

《名医别录》：『无毒。主养五脏，除热，生阴中肌。』

《珍珠囊补遗药性赋》：『五味子，味酸性温无毒。降也，阴也。其用有四：滋肾经不足之水；收肺气耗散之金；除烦热，生津止渴；补虚劳，益气强阴。』

二十八、山茱萸

为山茱萸科植物山茱萸的成熟果肉。主产于浙江、安徽、河南、山西等地（图33-28）。

［性味归经］酸、甘，微温。归肝、肾经。

［功效］补肾气，益肾精，固精，缩尿，止血，敛汗。

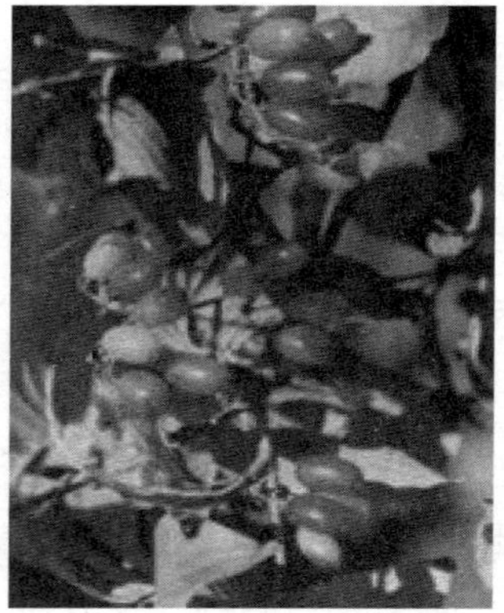

图33-28　山茱萸

［应用］主治肾虚证。本品甘温质润，既能补肾气，又能益肾精，临床上常以本品分别与补阴药、补阳药配伍，用于治疗肾阴虚及肾阳虚证。治肝肾阴虚，头晕目眩、腰酸耳鸣者，需与滋阴药同用，以增强其滋肾养肝，填精益髓之功，如六味地黄丸，以之与熟地、山药等药配伍。治肾阳虚，腰膝冷痛，小便不利及阳痿诸证，需与补阳药同用，以增强其温肾助阳之功，如《金匮要略》肾气丸，以之与肉桂、附子等配伍。

主治遗精滑精，遗尿尿频。本品酸涩，既能补肾益精，又能固精缩尿。于补益之中又具封藏之功，治疗滑精遗尿之症，有标本兼顾之效。治肾虚精关不固之遗精、滑精及肾虚膀胱失约之遗尿、尿频者，常与其它补肾，固精，缩尿药同用，共收补肾固精，缩尿止遗之功，如以之与覆盆子、金樱子、沙苑子、桑螵蛸等药配伍。

主治崩漏，月经过多。本品能补肝肾、固冲任以止血。治妇女肝肾亏损，冲任不固之崩漏及月经过多者，需与补肝肾，调经血药同用，共收滋补肝肾，固崩止漏之功，如《傅青主女科》加味四物汤，以之与熟地黄、白芍、当归等同用。若脾气虚弱，冲任不固而漏下不止者，需与补脾止血药配伍，共收健脾益气，固冲止血之功，如《医学衷中参西录》固冲汤，以之与黄芪、白术、五倍子等同用。

主治大汗不止，体虚欲脱。本品酸涩性温，敛汗力强，大剂量应用能敛汗固脱，为防止元气虚脱之要药。治大汗欲脱或久病虚脱者，需与补气回阳药同用，共收大补元气，回阳固脱之功，如以之与人参、附子、龙骨等同用。

此外，本品亦治消渴证，多与生地、天花粉等同用。

［用法用量］煎服，5～10 g，急救固脱，20～30 g。

《神农本草经》：『味酸，平。主心下邪气，寒热，温中，逐寒湿痹，去三虫。久服，轻身。』

《名医别录》：『治耳聋、面疱、温中、下气、出汗、强阴、益精、安五脏、通九窍、止小便利、明目、强力。』

《本草经集注》：『味酸，平、微温，无毒。主治心下邪气，寒热，温中，逐寒湿痹，去三虫。肠胃风邪。寒热，疝瘕，头脑风，风气去来，鼻塞，目黄，耳聋，面疱，温中，下气，出汗，强阴，益精，安五脏，通九窍，止小便利。久服轻身，明目，强力，长年。』

《雷公炮制药性解》：『味甘酸，微温无毒，入肝肾二经。主通邪气，逐风痹，破症结，通九窍，除鼻塞，疗耳聋，杀三虫，安五脏，壮元阳，固精髓，利小便。』

《本草从新》：『酸涩微温。固精秘气。补肾温肝。强阴助阳。安五脏。通九窍。』

《本草述钩元》：『味酸平。气微温。阳中之阴。入足厥阴少阴经气分。又为肾之血药。主温肝脏。助水脏。强阴益精。补肾气。与阳道。暖腰膝。通九窍。安五脏。秘精气。止小便利。并除一切风。逐一切气。治肾虚耳鸣耳闭。疗脑骨痛。久服明目。』

《本草类要》：『味酸，性涩，入足厥阴肝经。温乙木而止疏泄，敛精液而缩小便，去核，酒蒸。』

二十九、桑螵蛸

为螳螂科昆虫大刀螂、小刀螂或巨斧螳螂的卵鞘。分别习称『团螵蛸』『长螵蛸』及『黑螵蛸』。全国大部分地区均产（图33-29）。

［性味归经］甘、涩，平。归肝、肾经。

［功效］补肾助阳，缩尿，固精。

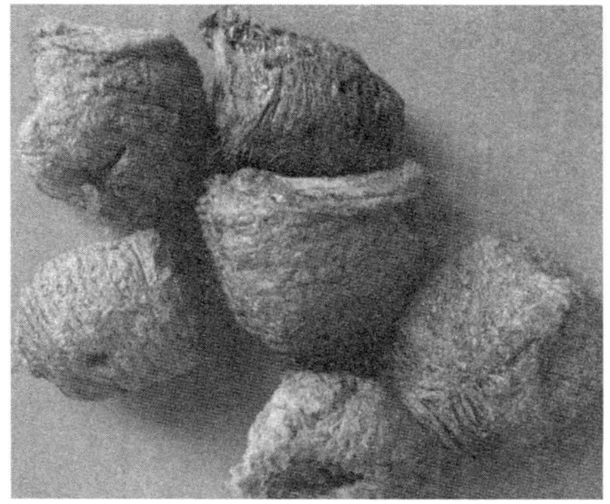

图33-29　桑螵蛸

［应用］主治遗尿尿频，遗精滑精。本品性甘涩，能固精缩尿，兼有温和的补肾气、补肾阳作用，其涩中兼补，而以缩尿见长。治肾虚遗尿尿频、遗精滑精者，需与其他补肾固涩药同用，以增强益肾缩尿固精之效，如《圣惠方》桑螵蛸散，以之与补骨脂、菟丝子等药同用。

主治阳痿。本品有一定的补肾助阳起痿功效，但本作用不强，故治肾虚阳痿者，常作为鹿茸、人参等药的补助之品，以增强主药壮阳起痿之效。

［用法用量］煎服，6～10 g。

始载于《神农本草经》：『味咸，平。主伤中，疝瘕，阴痿，益精生子，女子血闭腰痛，通五淋，利小便水道。』

《名医别录》：『味甘，无毒。主治男子虚损，五藏气微，梦寐失精，遗溺。久服益气，养神。』《神农本草经》：『味咸，平。主伤中，疝瘕，阴痿，益精生子，女子血闭腰痛，通五淋，利小便水道。一名蚀疣。生桑枝上。采，蒸之。』

《本草经集注》味咸、甘，平，无毒。主治伤中，疝瘕，阴痿，益精，生子，女子血闭，腰痛，通五淋，利小便水道。又治男子虚损，五脏气微，梦寐失精，遗溺。久服益气，养神。』

《名医别录》：『味甘，无毒。主治男子虚损，五脏气微，梦寐失精，遗溺。久服益气，养神。』

《本草新编》：『桑螵蛸，味咸、甘，气平，无毒。主女人血闭腰痛，治男子虚损肾衰，益精强阴，补中除疝，止精泄而愈白浊，通淋闭以利小便，又禁小便自遗。此物最佳，苦难得真者。』

三十、金樱子

为蔷薇科植物金樱子成熟果实。主产于广东、四川、云南、湖北、贵州等地（图33-30）。

［性味归经］酸，涩，平。归肾、膀胱、大肠经。

［功效］固精，缩尿，止带，止泻。

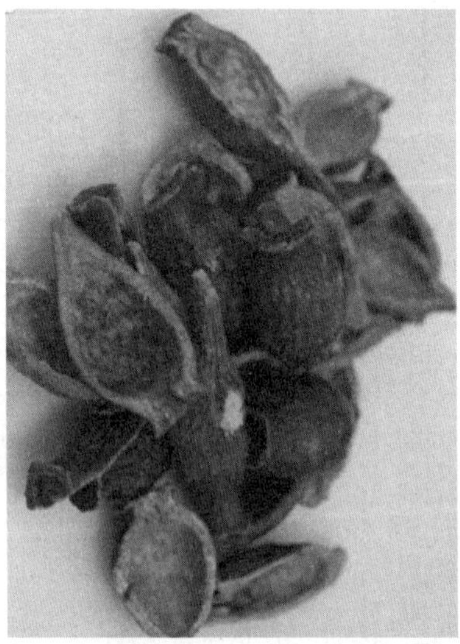

图33-30　金樱子

［应用］主治遗精滑精，遗尿尿频，带下。本品味酸而涩，功专固敛，长于固精，兼有缩尿、止带作用。适用于肾虚精关不固之遗精滑精；膀胱失约之遗尿尿频；带脉不束之带下过多。可单用本品熬膏服，如《明医指掌》金樱子膏；或与芡实同用，以增强其固涩止遗之功，如水陆二仙丹。但本品为固涩治标之品，临床应用宜与补肾健脾之品同用，以标本兼顾，如常与菟丝子、补骨脂、白扁豆、莲子等药配伍。

主治久泻，久痢。本品能涩肠止泻。治脾虚久泻、久痢，可单用煎服；或配伍补脾涩肠药，共收健脾益气，涩肠止泻之功，如《景岳全书》秘元煎，以之与人参、白术、芡实、五味子等同用。

此外，取其收敛固涩之功，本品还可用于崩漏，脱肛，子宫脱垂等证。

［用法用量］煎服，6～12 g。

《开宝本草》：『疗脾泄下痢，止小便利，涩精气。』

《本草备要》：『固精秘气，治梦泄遗精，泄痢便数。』

第三十四章　针灸

《灵枢·刺法》

邪在肾，则病骨痛阴痹，阴痹者，按之而不得，腹胀腰痛，大便难，肩背颈项痛，时眩。取之涌泉、昆仑，视有血者，尽取之。

肾主骨，故邪在肾，则病骨痛。肾为阴，阴旺则凝涩不行，故病阴痹（阴分痹着）。阴痹者，病在隐微，故按之而不得。水旺则土湿木陷，疏泄不行，故腹胀腰痛，大便难。少阴不升，则太阳不降，太阳行身之背，浊气上逆，故肩背颈项痛。寒水主藏，时眩者，寒水失藏而胆火升浮也（胆木化气相火）。涌泉，足少阴穴。昆仑，足太阳穴。

足少阴俞，太溪也。肾足少阴之脉，起于小指之下，邪走足心，出于然谷之下，循内踝之后，别入跟中，以上踹内，出腘内廉，上股内后廉，贯脊，属肾，络膀胱。其直者，从肾上贯肝膈，入肺中，循喉咙，挟舌本。其支者，从肺出络心，注胸中。是动则病饥不欲食，面如漆柴，咳唾则有血，喝喝而喘，坐而欲起，目如无所见，心如悬，若饥状，气不足则善恐，心惕惕如人将捕之，是为骨厥。是主肾所生病者，口热舌干，咽肿上气，嗌干及痛，烦心心痛，黄疸肠澼，脊股内后廉痛，痿厥，嗜卧，足下热而痛。为此诸病，盛则泻之，虚则补之，热则疾之，寒则留之，陷下则灸之，不盛不虚，以经取之。灸则强食生肉，缓带被发，大杖重履而步。盛者，寸口大再倍于人迎，虚者，寸口反小于人迎也。

肾足少阴之脉，起于小指之下，邪走足心，足少阴之涌泉也。出于然谷之下（穴名），循内踝之后（太溪，少阴动脉），别入跟中（脚跟），以上踹内，出腘内廉，上股内后廉（少阴在后），贯脊，属肾，络膀胱，少阴与太阳为表里也。其直者，从肾上贯肝膈，入肺中，循喉咙，挟舌本。其支者，从肺出络心，注胸中，足少阴之俞府也。陷下，肾气虚也，虚故灸之。灸则强食生肉，令其难消，缓带被发，大杖重履而步，令其用力，所以使脾土困乏，不至刑伤肾水也。

足少阴之别，名曰大钟，当踝后，绕跟，别走太阳，其别者，并经上走于心包下，外贯腰脊。其病气逆则烦闷，实则闭癃，虚则腰痛，取之所别也。

大钟，穴名，足少阴自此别走足太阳。足少阴之筋，起于小指之下，并足太阴之筋，邪走内踝之下，结于踵，与太阳之筋合而上结于内辅之下，并太阴之筋而上循阴股，结于阴器，循脊内，挟膂，上至项，结于枕骨，与足太阳之筋合。其病足下转筋，及所过而结者皆痛及转筋，病在此者，主痫瘛及痉，在外者不能俯，在内者不能仰，故阳病者，腰反折，不能俯，阴病者，不能仰，治在燔针劫刺，以知为数，以痛为腧，在内者，熨引饮药，此筋折纽，纽发数甚者，死不治。名曰仲秋痹也。

肾出于涌泉，涌泉者，足心也，为井木，溜于然谷，然谷，然骨之下者也，为荥，注于太溪，太溪，内踝之后跟骨之上陷者中也，为俞，行于复留，复留，上内踝二寸，动而不休，为经，入于阴谷，阴谷，辅骨之后大筋之下小筋之上也，按之应手，屈膝而得之，为合，足少阴经也。此足少阴肾经之五腧。

邪在肾，则病骨痛阴痹，阴痹者，按之而不得，腹胀腰痛，大便难，肩背颈项痛，时眩。取之涌泉、昆仑，视有血者，尽取之。

肾主骨，故邪在肾，则病骨痛。肾为阴，阴旺则凝涩不行，故病阴痹（阴分痹着）。阴痹者，病在隐微，故按之而不得。水旺则土湿木陷，疏泄不行，故腹胀腰痛，大便难。少阴不升，则太阳不降，太阳行身之背，浊气上逆，故肩背颈项痛。寒水主藏，时眩者，寒水失藏而胆火升浮也（胆木化气相火）。涌泉，足少阴穴。昆仑，足太阳穴。

晋·皇甫谧《针灸甲乙经》

肾藏精，精舍气，在气为欠，在液为唾。肾气虚则厥，实则胀，五脏不安。必审察五脏之病形，以知其气之虚实而谨调之。

肾为牝脏，其色黑，其时冬，其日壬癸，其音羽，其味咸。是谓五变。

肾小则安难伤；肾大则（一本云耳聋或鸣，汗出）善病腰痛，不可以俯仰，易伤于邪；肾高则善病腰脊痛，不可以俯仰（一本云背急缀耳脓血出或生肉塞）；肾下则腰尻痛，不可俯仰，为狐疝；肾坚则不病腰痛；肾脆则善病消瘅易伤；肾端正则和利难伤；肾偏倾则善腰尻痛。凡此二十五变者，人之所以善常病也。

肾应骨。密理厚皮者三焦膀胱厚，粗理薄皮者三焦膀胱薄，腠理疏者三焦膀胱缓，皮急而无毫毛者三焦膀胱急，毫毛美而粗者三焦膀胱直，稀毫毛者三焦膀胱结。

足少阴外合于汝水，内属于肾。

足少阴少血多气，刺深二分，留三呼。

阳盛而阴虚，先补其阴，后泻其阳而和之。阴盛而阳虚，先补其阳，后泻其阴而和之。

风水肤胀为五十九刺（《灵枢》作五十七刺），取皮肤之血者，尽取之。徒水，先取环谷下三寸，以 针刺之而藏之，引而内之，入而复出，以尽其水，必坚束之，束缓则烦闷，束急则安静。间日一刺之，水尽乃止。饮则闭药，方刺之时徒饮之，方饮无食，方食无饮，无食他食，百三十五日。

水肿，人中尽满，唇反者死，水沟主之。水肿大脐平，灸脐中，无理不治。水肿，水气行皮中，阴交主之。水肿腹大，水胀，水气行皮中，石门主之。石水痛引胁下胀，头眩痛，身尽热，关元主之。振寒大腹石水，四满主之。石水，刺气冲，石水，章门及然谷主之。石水，天泉主之。腹中气盛，腹胀逆（《千金》作水胀逆），不得卧，阴陵泉主之。水中留饮，胸胁支满，刺陷谷，出血，立已。水肿胀皮肿，三里主之。胞中有大疝瘕积聚，与阴相引而痛，苦涌泄上下出，补尺泽、太溪，手阳明寸口皆补之。

黄帝问曰：少阴何以主肾，肾何以主水？岐伯对曰：肾者至阴也，至阴者盛水也，肺者太阴也，少阴者冬脉也，其本在肾，其末在肺，皆积水也。曰：肾何以聚水而生病？曰：肾者胃之关也。关门不利，故聚水而从其类。上下溢于皮肤，故为胕肿。胕肿者，聚水而生病也。曰：诸水皆主于肾乎？曰：肾者牝藏也，地气上者属于肾而生水液，故曰至阴。勇而劳甚则肾汗出，肾汗出逢于风，内不得入于腑脏，外不得越于皮肤，客于玄府，行于皮里，传为胕肿，本之于肾，名曰风水。曰：有病肾风者，面胕庞然肿（《素问》无肿字）壅害于言，可刺否？曰：虚不当刺，不当刺而刺，后五日其气必至。曰：其至何如？曰：至必少气，时从胸背上至头汗出，手热，口干苦渴，小便黄，目下肿，腹中鸣，身重难行，月事不来，烦而不能食，食不能正偃，正偃则咳甚，病名曰风水。曰：愿闻其说。曰：邪之所凑，其气必虚，阴虚者阳必凑之，故少气时热而汗出，小便黄。小便黄者，少腹气热也。不能正偃者，胃中不和也。正偃则咳甚，上迫肺也。诸有水气者，微肿见于目下。曰：何以言之？曰：水者阴也，目下亦阴也，腹者至阴之所居。故水在腹者，必使目下肿。

足少阴令人腰痛，痛引脊内廉。刺足少阴于内踝上二痏，春无见血，若出血太多，虚不可复。

肾热病者，先腰痛胻酸，苦渴数饮，身热。热争则项痛而强，胻寒且酸，足下热，不欲言，其逆则项痛员员澹澹然，戊巳甚，壬癸大汗，气逆则戊巳死。刺足少阴、太阳。诸汗者，至其所胜日汗出也。

足少阴之疟，令人呕吐甚，多寒热，热多寒少，欲闭户牖而处，其病难已（大钟针二分，太溪针三分，各灸三壮）。

肾疟者，令人洒洒然，腰脊痛宛转，大便难，目眴眴然，手足寒，刺足太阳、少阴（足太阳金门，足少阴太溪）。

足少阴令人腰痛，痛引脊内廉。刺少阴于内踝上二痏，冬无见血，出血太多，不可复也（即复溜穴，针三分，灸五壮）。

少阴肾兮安所觅？然谷踝前骨下识，太溪内踝后五分，照海踝下四分的。复溜内踝上二寸，向后五分太溪直。

足少阴肾经，属癸水。起涌泉，终俞府。多气少血，酉时注此。

是动病：饥不欲食，面黑如炭色，咳唾则有血，喝喝而喘，坐而欲起，目然如无所见，心悬如饥状，气不足则善恐，心惕然如人将捕之，是谓骨厥。

是主肾所生病：口热，舌干，咽肿，上气，嗌干及痛，烦心，心痛，黄疸，肠澼，脊、股内后廉痛，痿厥嗜卧，足下热而痛。盛者，寸口大再倍于人迎。虚者，寸口反小于人迎也。

补用戌时，复溜，为经金。金生水，虚则补其母。泻用酉时，涌泉，为井木。水生木，实则泻其子。

（明·杨继洲《针灸大成》）

肾，足少阴也。是动则病饥不欲食，（肾虽阴脏，元阳所居，水中有火，为脾胃之母。阴动则阳衰，阳衰则脾困，故病虽饥而不欲食。）面如漆柴，（水色黑，阴邪色见于面，故如漆。肾藏精，精衰则枯，故如柴。）咳唾则有血，喝喝而喘，（真阴损及其母也。）坐而欲起，（阴虚不能静也。）目如无所见，（目之明在瞳子，瞳子者骨之精也。肾气内夺则目如无所见，故凡目多昏黑者，必真水亏于肾也。音荒。）心如悬，若饥状，（心肾不交则精神离散，故心如悬。阴虚则内馁，故常若饥状。按《至真要大论》列以上诸证于太阴司天之下，以土邪淫胜，故病本于肾也。）气不足则善恐，心惕惕如人将捕之，（肾在志为恐，肾气怯，故惕惕如人将捕之。以上诸义详下章。）是为骨厥。（厥逆在骨，肾主骨也。）是主肾所生病者，（足少阴经，肾所生病也。）口热舌干咽肿，上气，嗌干及痛，烦心心痛，（足少阴之脉循喉咙，挟舌本，其支者从肺出络心，故病如是。）黄疸肠澼，（阴虚阳实，故为黄疸。肾开窍于二阴，故为肠澼。疸音旦。澼音僻。）脊股内后廉痛，痿厥嗜卧，足下热而痛，为此诸病。（足少阴之脉，自小趾斜趋足心，上腨出腘，上股内后廉，贯脊属肾，故为此诸证。嗜卧者、多阴少阳，精神匮也。《逆调论》曰：肾者水脏，主津液，主卧与喘也。）盛则泻之，虚则补之，热则疾之，寒则溜之，陷下则灸之，不盛不虚，以经取之。（义如首经。）灸则强食生肉，缓带披发，大杖重履而步。（生肉，厚味也。味厚所以补精，缓带披发，大杖重履而步，节劳也。安静所以养气，诸经不言此法，而惟肾经言之者，以真阴所在，精为元气之根也。）盛者寸口大再倍于人迎，虚者寸口反小于人迎也，（足少阴为太阳之里，故候在寸口。）（明·张介宾《类经·十二经病》）

肾病者，腹大胫肿喘咳，身重，寝汗出憎风；（此肾经之实邪也。足少阴之脉上腨内，夹脐上行入肺中。阴邪上侵，故腹大胫肿而喘咳也。肾主骨，骨病故身重。肾主五液，在心为汗，而肾邪侮之，心气内微，改为寝汗出。如《脉要精微论》曰：阴气有余为多汗身寒。即此之谓。凡汗多者表必虚，表虚者阳必衰，故恶风也。憎音曾。）虚则胸中痛，大腹小腹痛，清厥意不乐。（足少阴脉从肺出络心注胸中，肾虚则心肾不交，故胸中痛。大腹小腹痛者，正以肾脉自下而上，至俞府而止也。肾藏精，精化气，精虚则气虚，故为清冷厥逆。肾之神为志，惟志不足，故意有不乐也。）取其经少阴、太阳血者。（足少阴、太阳为表里也。凡刺之道，自当虚补实泻，然经络有血，犹当先去血脉，而后平其有余不足焉。《三部九候论》曰：必先度其形之肥瘦，以调其气之虚实，实则泻之，虚则补之，必先去其血脉而后调之。此之谓也。）（明·张介宾《类经·五脏虚实病刺》）

第三十五章　其他疗法

一、补肾活血操

（一）概述

补肾活血操是通过揉搓、按摩耳廓、肾俞等部位，起到刺激经络，调和气血，调理脏腑，平衡阴阳，健肾壮腰，防病治病，养身延年的作用。它在传统中医理论『肾主藏精，开窍于耳』的指导下，结合国医大师张大宁教授『补肾活血』思想，编排的七节保健操。

《黄帝内经》中说：『耳者，宗脉之所聚之地。』认为耳与全身经络及五脏六腑都存在着密切的联系。同时耳是听觉器官，耳的听觉功能灵敏与否，与肾精、肾气的盛衰密切相关。故《灵枢·脉度》说：『肾气通于耳，肾和则耳能闻五音矣。』经常提拉、揉搓搓双耳可以防病治病，并能起到健肾壮腰养身延年的作用。按摩肾俞穴虚空的拳心边擦边按摩。热量传到肾，会感觉到一股暖流由内而外流向全身。每天坚持按揉此穴，具有滋阴壮阳、补肾健腰的作用。

（二）适应范围

慢性肾脏病患者、耳聋、耳鸣、亚健康人群等。

（三）禁忌证

耳郭上有破溃、湿疹、冻疮者不宜用此法。

妇女妊娠期应慎用。

疾病急性期与发展期、有严重器质性疾病者慎用。

（四）评估与观察要点

了解患者的现病史及相关因素。

评估患者体质，观察患者耳郭及腰部位皮肤情况。

评估患者心理状况及对此项操作的信任度及完成度。

（五）物品准备

无菌棉签、污物杯、患者自备毛巾、温开水。

（六）操作要点

· 核对医嘱，评估患者，做好解释。

・用棉签蘸取温开水清洁患者耳郭皮肤，患者自备毛巾清洁患者腰部，大屏幕播放音乐，护士在前方领操。

第一节（提耳尖）：伸出双手用大拇指和食指捏住上耳郭慢慢向上提，松开耳朵；再捏住上耳郭缓慢提起松开，重复20次。

第二节（搓耳根）：伸出双手食指、中指叉开，中指在前，食指在后夹住耳郭，用两指指腹搓擦耳根，由耳垂至耳尖，再由耳尖至耳垂，重复20次。

第三节（拨耳郭）：伸出双手掌心相对，放在耳后压住耳郭慢慢向前滑动，一直滑动到前脸部，重复20次。

第四节（摩耳轮）：伸出双手拇指置于耳轮内侧，其余四指置于耳轮外侧，从上至下揉搓耳轮，重复20次。

第五节（扯耳垂）：伸出双手拇指和食指抓住耳垂，其余三指握空拳状，慢慢向下揪，重复20次。

第六节（鸣天鼓）：双手掌心捂住耳郭，手指托住后脑，用右手无名指轻扣左手中指，重复20次；同法左手无名指轻扣右手中指20次，做完后双手掌心紧贴双耳，完全封闭耳孔，然后双手迅速离开耳朵，听到『趴』的一声。

第七节（按摩肾俞）：双手握拳，用膝关节的上下抖动使双拳在肾俞位置反复摩擦，直到腰部。

做操时，观察患者有无不适，如头晕、恶心、眩晕等，应立即停止，并咨询医生的意见。

（七）指导要点

做操时，指导患者手法要柔和、轻快。

每节操做20次，每天1～2次。

整体用时约10～12分。

指导患者动作要轻柔，程度达到耳朵及腰部微微发热、发烫的感觉，避免因时间过长出现耳朵、腰部发红疼痛等症状。

（八）评价

患者是否了解补肾活血操的目的，是否能接受本项操作并流畅完成。

动作是否轻柔、平稳、缓慢、有节奏。

程度是否达到耳朵及腰部微微发热、发烫的感觉。

患者有无发生头晕、恶心、眩晕现象。

（九）注意事项

在进行补肾活血操时，选择一个安静整洁、通风良好的环境。避免在嘈杂的环境中进行操练，以免干扰患者的集中注意力和效果。

保持正确的姿势，放松肩膀，保持身体平衡，不要歪头或弯腰，以确保耳部和腰部肌肉得到充分的按摩和放松。

要注意力集中，调整呼吸，专注于每一个动作。这样可增强效果，并帮助患者更好地放松。

补肾活血操目的是放松耳朵及腰部的肌肉，不可过度拉伸。要逐渐增加运动的幅度，避免用力过猛，以免引起不适。

补肾活血操动作应该平稳、缓慢、有节奏地进行。过快或过慢的动作都会影响效果。

在进行补肾活血操时感到任何不适，如头晕、恶心、眩晕等，应立即停止，并咨询医生的意见。

补肾活血操需要按时进行，持之以恒，以保持身体健康。

傍晚（十七点~十九点）做操，肾经当令，能起到事半功倍的（作用）效果。

（十）不良反应及应急处理

头晕/眩晕　有的患者处于疾病康复期，久病虚弱；或者过于饥饱；做操时精神过度紧张，加之用力过猛，患者易出现头晕/眩晕现象。

在做操过程中，若出现头晕、眼花、心慌气短（的感觉时）等症状，应立即停止，卧床休息，用大拇指轻按内关穴。对于饥饿所致者，应给予甜食；对于已昏迷的患者，可采取急救措施，用手指捏掐人中、中冲，在胸部用手掌轻柔，以利血液的循环。

二、补肾活血针法

（一）概述

补肾活血针法是用特制的金属针，采用一定手法，刺激人体穴位的一种治疗方法。此法在国医大师张大宁教授提出的『补肾活血法』和『肾虚血瘀论』的理论指导下，选取补肾活血的穴位，通过刺激相应穴位，激发经络之气，调节脏腑功能，以调和阴阳、疏通经络、行气活血，而达到防病治病的目的。

（二）适应范围

适用于慢性肾脏病患者。

（三）禁忌证

局部皮肤有破溃、瘢痕者。

有出血倾向者慎用。

孕妇腰骶部。

（四）评估与观察要点

患者病情、既往史、过敏史。

叩刺部位皮肤情况。

对疼痛的耐受程度、年龄、体质及心理状况等。

凝血机制。

（五）物品准备

治疗盘、金属针、皮肤消毒液、弯盘、无菌棉签、污物杯。

（六）操作要点

核对医嘱，评估患者，做好解释。

备齐用物，携至床旁。

协助患者取合理、舒适体位。

正确选穴，消毒局部皮肤2遍，范围大于治疗面积1～2厘米，待干。

将针柄末端固定在掌心，拇指在上，食指在下，其余手指呈握拳状握住针柄。手持针柄以腕力进行弹叩，遵循先轻后重，着力均匀，由上而下，自内向外，至皮肤潮红充血或有微量出血，用无菌棉签清洁局部皮肤。注意叩刺速度要均匀。

观察患者有无晕针、疼痛等不适情况。

叩刺完毕，消毒局部皮肤，以防感染。

操作完毕，协助患者整理衣着，安置舒适体位，整理床单位。

（七）指导要点

告知相关注意事项。

局部有轻度出血、疼痛、过敏样丘疹属于正常反应。针后12～24小时内禁止沐浴，如局部发痒，不能用手搔抓，出现异常及时通知医护人员。

（八）评价

穴位选择是否正确，患者是否『得气』。

是否达到预期效果，有无针刺意外发生。

患者对本操作的认识及耐受程度如何，是否满意。

（九）注意事项

治疗前检查针具，凡针面不平整、针锋参差不齐者，针尖有毛钩或缺损，锈钝者不可用。

针具及针刺局部皮肤应严格消毒，以防感染。

叩刺时针尖要垂直向下，用力均匀，避免斜、钩、挑等动作，以减少患者疼痛。初次治疗患者宜予轻叩刺。

针后如皮肤有过敏样丘疹，应向患者解释清楚，消退后可继续治疗。

重刺有出血者，先用消毒干棉球将渗血擦拭干净，保持清洁，随后再用75%酒精棉球消毒，防止感染。

（十）不良反应及应急处理

晕针　初诊患者体质虚弱，精神过于紧张，或劳累、空腹、大泻、大出血后，或针刺手法过重，体位不当等均可引起晕针反应。晕针时，患者突然出现头晕眼花、出冷汗、胸闷、恶心、心慌、面色苍白等症状，严重者可出现晕厥、四肢厥冷、血压下降、脉细欲绝等症状。

发生晕针反应，应立即出针，让患者平卧，头部稍低，饮温开水或糖水，一般静卧片刻即能恢复。严重者刺人中、涌泉、足三里、内关、百会、关元等穴，必要时配合其他应急措施。为了预防晕针反应，医生对初诊患者要顾及其顾虑，防止其精神过分紧张。选穴不易过多，手法不宜过重，并尽量采取卧位针刺。对劳累、体弱、病后患者，应先休息片刻再行针刺。针刺过程中，医生应随时观察患者的表情及面色，发现晕针先兆，及时停止操作并给与相应处理。

滞针　滞针常由患者精神过分紧张而致肌肉强烈收缩，行针时捻动幅度过大肌纤维缠绕针身所致。滞针表现为针体在体内捻转提插滞涩、困难，甚至不能出针。

医生用手指在滞针部位轻轻叩打，使紧张地皮肤和肌肉缓解，如因单向捻动幅度过大，可将针向相反方向捻转，待针体松动后即可出针。对初诊患者针前做好解释工作，同时针刺手法要轻巧，捻动幅度不要太大，更不要单向捻转过紧。

弯针　弯针是由于患者在留针过程中，突然变动体位，也可由于操作手法不熟练，用力过猛所致。因针身弯曲在患者体内，针柄改变了原来的刺入方向，捻动和出针均感到困难，病人感觉疼痛。

医生在处理弯针现象时，要顺着弯针方向，边捻转边将针取出，不可用力拔针。若由于患者体位变动造成的弯针，令患者恢复原来的体位即可。要让患者采取舒适的体位后再针刺；针刺时手法要轻，指力均匀；刺后告诉患者不要变动体位，这样就可有效地预防弯针。

血瘀　由于针尖弯曲带钩，使皮肉受损，或刺伤血管所致。出针后，局部肿胀疼痛，继而皮肤呈现青紫色。

若微量的皮下出血而出现的局部小块青紫时，一般不必处理，可自行消退。若局部肿胀疼痛较剧烈，青紫面积大时，可先冷敷止血后再作热敷以促进局部瘀血消散吸收。仔细检查针具，熟悉人体解剖位置，避开血管针刺，出针时立即用消毒干棉球按压针孔。

三、补肾活血罐法

（一）概述

补肾活血罐法是以罐为工具，利用燃烧的方法形成罐内负压，使罐吸附于腧穴或体表部位上，使局部皮肤充血或淤血的一种治疗方法。此法是在国医大师张大宁教授提出的『补肾活血法』和『肾虚血瘀论』的理论指导下，并结合患者证型辩证取穴，产生刺激，以达到通经活络、行气活血的功效。

（二）适应范围

适用于慢性肾脏病患者。

（三）禁忌证

高热、昏迷、抽搐、恶性肿瘤、各种皮肤病及溃疡、全身高度浮肿者。

出血性疾病、凝血功能障碍者。

肌肉瘦削、体质虚弱者。

孕妇禁用。

（四）评估与观察要点

患者病情、既往史。

拔罐部位皮肤情况、凝血功能是否正常。

对疼痛的耐受程度、年龄、体质及心理状况等。

（五）物品准备

治疗盘、玻璃罐、95%酒精棉球、止血钳、打火机、小口瓶、纱布。

（六）操作要点

核对医嘱，根据拔罐部位选择玻璃罐的大小及数量，检查罐口周围是否光滑，有无缺损裂痕。排空二便，做好解释。

备齐用物，携至床旁。

协助患者取合理、舒适体位。

充分暴露拔罐部位，注意保护隐私及保暖。

使用闪火法将罐体吸附在选定部位上。

观察罐体吸附情况和皮肤颜色，询问有无不适感。

起罐时，左手轻按罐具，向左倾斜，右手食指或拇指按住罐口右侧皮肤，使罐口与皮肤之间形成空隙，空气进入罐内，顺势将罐取下。不可硬行上提或旋转提拔。

操作完毕，协助患者整理衣物，安置舒适体位，整理床单位。

（七）指导要点

拔罐过程中询问患者的感觉，观察局部皮肤情况。告知患者闪罐区出现冒凉气、温热感、紫斑、瘀血、微痛等现象，属于闪罐的正常反应，不必惊慌；若出现局部发紧、发酸、疼痛较明显或灼痛，及时告知，立即停止。

注意有无晕罐先兆，告知患者如出现头晕、心慌、恶心、面色苍白、呼吸急促、四肢厥冷、脉细数等现象，应立即告知，护士立即停止，让患者平卧（或头低足高位），轻者喝温开水，休息片刻即可恢复。

嘱患者注意保暖，不要立即食凉性食物，拔罐后3小时内不宜洗澡。

（八）评价

患者是否了解拔罐的目的，是否能愉快接受此项治疗并主动配合。

患者体位安置是否合理、舒适。

操作是否熟练，局部皮肤吸附是否适当，有无罐子脱落。

局部皮肤情况，有无烫伤、烧伤。

是否达到预期目标。

（九）注意事项

病室温度适宜避免直接吹风防止受凉。

拔罐时应取合理、舒适的体位。若体位不当或有所移动、骨骼凹凸不平、毛发较多处均不宜拔罐。

操作前一定要检查罐口周围是否光滑，有无裂痕，以免损伤皮肤或拔罐中途罐体破裂。

拔罐时动作要稳、准、快，注意酒精棉球不能太湿，蘸完后应挤出多余的酒精，不要把火焰烧到罐口，以免烧伤皮肤。

将火罐拔住后留置于施术部位10-15分钟，然后将罐起下。

起罐时切勿强拉。

使用过的火罐，均应消毒、干燥后备用。

（十）不良反应及应急处理

晕罐　患者精神紧张，饥饿，体位不当，或拔罐吸力过大时，患者有时会突然出现面色苍白，恶心欲吐，多汗心慌，四肢厥冷，脉沉细，等现象，此为晕罐，应立即起罐，使患者平卧，注意保暖，轻者休息片刻，饮温开水或糖水后可恢复；重者可点按人中、合谷、内关、足三里、百会、气海、关元等穴，必要时采用中西医结合方法处理。

拔罐后出现水疱　拔罐以后出现水疱常因拔罐时间过长、吸拔力过大所致。所以拔罐时吸拔力不宜过大，时间不宜过长，最好用玻璃罐拔罐，便于随时观察有无水疱的出现。如出现小水疱，无须处理，可自行吸收；水疱较大时，在局部皮肤消毒后，用注射器吸出疱液，用无菌纱布覆盖，以防感染。

烫伤或烧伤　拔罐时罐口受热，或不慎将酒精滴在皮肤上致使烫伤或烧伤。轻则皮肤发红，重则皮肤起疱灼痛。因此拔罐时避免罐口受热；其次护士操作手法要熟练，避免发生酒精散落。若出现水疱，按处理水疱的方式处理。

四、补肾活血灸法

（一）概述

补肾活血灸法是将补肾活血药物制成适当剂型敷贴于神阙穴（即肚脐），利用神阙穴皮肤薄、通透性强、敏感性高、吸收快的特点，以及通五脏六腑，联络全身脉络的功能，借助艾火的纯阳热力，透入肌肤，刺激组织的一种方法，此法是在国医大师张大宁教授提出的『补肾活血法』的理论指导下，选用补肾活血专用方，充分将穴位、艾灸、中药的三者功效合为一体，以激发精气、疏通经络、促进气血运行、调节人体阴阳及脏腑功能，从而达到防病健体的目的。

（二）适应范围

适用于慢性肾脏病患者。

（三）禁忌证

实热证、阴虚发热者不宜施灸。

脐部有损伤及炎症者。

孕妇，腹部神经缺失者。

过饥、过饱者不宜施灸。

（四）评估与观察要点

患者病情、既往史及患者用药史、过敏史。

评估患者施灸部位的皮肤情况。

评估患者的年龄、文化程度、情绪变化、意识状态。

评估患者当前的心理状态、合作程度和对疾病的信心。

（五）物品准备

弯盘、艾柱、艾柱盒、75%酒精、棉签、打火机、纱布、穴位贴、炮制后药膏、一次性手套、一次性治疗巾。

（六）操作要点

核对医嘱，嘱患者排空二便，做好解释。

备齐用物，携至床旁。

协助患者取舒适平卧位，松解上衣，暴露腹部。

确定神阙穴准确位置。

用棉签蘸取75%酒精消毒神阙穴两遍，待干，铺治疗巾。

戴一次性手套将适当剂型的补肾活血药物填入神阙穴，在神阙穴上放艾柱盒。点燃艾柱放于艾柱盒上，使患者感觉到温热但无灼痛为度，灸三柱，灸至穴位红晕。

三柱施灸结束后用纱布清洁局部皮肤，观察局部皮肤有无疼痛、瘙痒。

再次核对执行单信息（封药部位、药物），撕去穴位帖，贴敷于神阙穴，对准穴位平铺贴好。

观察局部皮肤有无破溃、水泡、疼痛、瘙痒等症状。

操作完毕，协助患者整理衣着，安置舒适体位，整理床单位。

（七）指导要点

多饮温开水，治疗后应卧床休息5-10分钟。

灸后30分钟内不能洗澡。

贴敷时间一般为24小时。

贴药处有污染衣物的可能。

（八）评价

穴位是否准确，皮肤是否完整。

动作敏捷，熟练，操作细心准确。

操作过程中能做到关心病人，以病人为中心，确保安全。

患者是否感觉舒适。

（九）注意事项

施灸时注意观察，防止艾灰脱落灼伤皮肤或烧毁衣物。

施灸后局部皮肤出现微红灼热，属于正常现象，如有小水泡时，无需处理自行吸收。如水泡较大时，可用无菌注射器抽出泡液，覆盖无菌纱布，保持干燥，防止感染。

治疗后不宜马上进行剧烈运动，卧床休息5-10分钟。

发现皮肤发红、发痒、丘疹或水泡，应立即停贴，并取下药贴后，随即擦拭干净，以免沾污衣服。

（十）不良反应及应急处理

晕灸　体质虚弱，精神过于紧张、饥饿、疲劳，特别是过敏体质者。穴位刺激过强，可致晕灸。正坐位或直立施灸时易发生晕灸。环境和气候因素也可促使晕灸，如气压低之闷热季节，诊室中空气混浊，环境喧杂等。

在施灸过程中，偶然出现发热、疲倦、口干、烦躁等现象，不必过于担心，可以尝试活动身体，饮适量温开水。一旦患者有先兆晕灸症状，应停止施灸，将患者扶至空气流通处。抬高双腿，头部放低（不用枕头），静卧片刻即可。如患者仍感不适，给予温热开水或热茶饮服。若是重度晕灸，停灸后让其平卧（如情况紧急，可令其直接卧于地板上）。据临床经验，此类患者在百会穴艾灸有较好的效果，灸至知觉恢复，症状消退。

过敏　导致过敏反应的主要原因是患者本身具有过敏体质，多有哮喘、荨麻疹史或对多种药物、花粉过敏史或艾叶中含有某些致敏物质。

有局部或全身过敏性皮疹者，一般停止艾灸后几天内自然消退。在此期间遵医嘱宜应用抗组织胺、维生素C等药物，多饮水。如兼有发热、奇痒、口干、烦躁不安等症状时，遵医嘱可适当应用皮质类激素，如泼尼松，每日服

20～30毫克。

水疱或灸疮　灸量过大或烫伤导致水疱；灸疮是因灸后起疱所致，起疱后被抓破感染，化脓后形成灸疮。

若局部出现小水疱，注意勿擦破，可自行吸收。若水疱较大，可用消毒的毫针刺破水疱，放出水液，或用无菌注射器抽出水液后再涂红花油，覆盖消毒纱布，保持干燥，防止感染。在形成灸疮期间，要加强营养，注意休息，并要保持灸疮局部清洁防止感染，也可用无菌敷料保护灸疮，待其自然愈合。若因护理不当，灸疮表面呈黄绿色或有渗出液者，应用消炎膏或生肌玉红膏涂敷。

五、补肾活血贴敷法

（一）概述

补肾活血贴敷法是先采用闪罐技术通经活络、行气活血，再用补肾活血专方调和而成中药膏贴敷于穴位上的一种治疗方法。此法在国医大师张大宁教授提出的『补肾活血法』和『肾虚血瘀论』的理论指导下，选用补肾活血专调方并选取特定的补肾活血穴位，刺激经络，调节脏腑，以达到温经补肾、活血化瘀的一种操作方法。

（二）适应范围

适用于慢性肾脏病患者。

（三）禁忌证

孕妇禁用。

高热、抽搐、凝血机制异常者禁用。

皮肤过敏者慎用。

皮肤水肿、溃疡、大血管处不宜闪罐。

（四）评估与观察要点

患者病情、既往史、过敏史。

闪罐与贴药部位皮肤情况。

患者对疼痛的耐受程度。

年龄、体质及心理状况。

女性患者是否处于妊娠期。

（五）物品准备

治疗盘、玻璃罐、95%酒精棉球、小口瓶、打火机、纱布、盐水棉球、止血钳、穴位帖、炮制后药膏、一次性涂药板。

（六）操作要点

核对医嘱，选取两个玻璃罐，检查罐口周围是否光滑，有无缺损裂痕，用一次性涂药板将炮制后药膏贴于穴位帖上。嘱患者排空二便，做好解释。

备齐用物，携至床旁。

协助患者取合理、舒适体位。充分暴露后背闪罐部位，注意保护隐私及保暖。

确定膀胱经背腧穴准确位置。

一手持罐体，另一手持止血钳，夹取95%酒精棉球点燃，深入罐内中下端，绕1～2周后迅速抽出，将罐口扣在选定穴位上不动，待吸牢后松手，此法拔第二个罐。然后迅速拔起第一个罐换穴再拔，之后拔起第二个罐换穴再拔。如此，2个玻璃罐循环往复，直至膀胱经背腧穴全部完成闪罐。

闪罐后，以温热的罐底自上而下按摩膀胱经腧穴，用纱布清洁局部皮肤。

根据医嘱选取补肾活血穴位，用盐水棉球清洁治疗穴位皮肤，必要时剃去毛发，将炮制好的药膏敷于穴位贴内，对准穴位平铺贴好。

贴敷时间多依据选用的药物、体质情况而定，以贴敷者能够耐受为度。

观察局部皮肤有无疼痛、瘙痒。

操作完毕，协助患者整理衣着，安置舒适体位，整理床单位。

（七）指导要点

指导患者贴敷期间禁食生冷、海鲜、辛辣刺激食物。

贴敷药物后注意局部防水，贴药处有污染衣物的可能。

贴敷时间一般为4～6小时，敷完药6小时以后才可洗澡，但一定要用温水洗澡。（皮肤破损者不宜洗浴）。

局部皮肤潮红、轻微红肿、微痒烧灼感、色素沉着等情况，均为药物的正常刺激作用，不需特殊处理。应注意保持局部干爽，不要搓、抓局部，也不要使用洗浴用品及涂抹其他止痒药品防止对局部皮肤的进一步刺激。

对于残留在皮肤的药膏等，告知患者不宜用汽油或肥皂等有刺激性物品擦洗。（可用消毒干棉球蘸温水、医用酒精擦拭）。

（八）评价

穴位是否准确、皮肤是否完整。

动作敏捷、熟练、操作细心准确。

操作过程中能做到关心病人，以病人为中心，确保安全。

患者是否感觉舒适。

（九）注意事项

药物宜现配现用，剩余的药物不可放置过久，应密闭、低温保存。

环境温度须适宜，既不能太热以致患者汗出量大影响贴敷药物的固定，也不能太凉，导致汗孔闭塞不利于体内邪气的祛除。

对胶布过敏者，可选用低过敏胶带或用绷带固定贴敷药物。

小儿皮肤娇嫩，不宜用刺激性太强的药物，贴敷时间也不宜太长。

贴敷后应注意观察皮肤有无过敏、皮疹及糜烂破溃现象，一旦有不适情况，立即停用。

对于小儿、年老体弱患者敷贴时间可以适当缩短。

（十）不良反应及应急处理

贴敷处有烧灼或针刺样剧痛，难以忍受　可提前揭去药物，及时终止贴敷。

皮肤过敏　皮肤过敏可外涂抗过敏药膏，若出现范围较大、程度较重的皮肤红斑、水泡、瘙痒现象应立即停药，进行对症处理。出现全身性皮肤过敏症状者，应及时到医院就诊处理。

水泡　水泡较大者，先用消毒针从水泡下端挑破，排尽泡液，或用一次性注射器抽出泡液，然后涂以地榆油收敛。破溃水泡处也可涂以消炎软膏，外用消毒敷料包扎，以防感染。破溃水泡体积巨大，或水泡中有脓性分泌物，或出现皮肤破溃、露出皮下组织、出血等现象，应到专业医院对症治疗。